海南医学院省级重点学科资助成果

海南省重点智库"全健康研究中心"成果

经济与管理

—

海南自由贸易港全健康视角下卫生服务体系构建研究

杨 俊 主编

吉林大学出版社

·长春·

图书在版编目（CIP）数据

海南自由贸易港全健康视角下卫生服务体系构建研究 /
杨俊主编 . 一长春：吉林大学出版社，2021. 9
　ISBN 978－7－5692－8982－4

　Ⅰ.①海… Ⅱ.①杨… Ⅲ.①自由贸易区—医疗卫生
服务—研究—海南 Ⅳ.①R199.2

　中国版本图书馆 CIP 数据核字（2021）第 201664 号

书　　名	海南自由贸易港全健康视角下卫生服务体系构建研究	
	HAINAN ZIYOU MAOYIGANG QUANJIANKANG SHIJIAO XIA	
	WEISHENG FUWU TIXI GOUJIAN YANJIU	
作　　者	杨　俊　主编	
策划编辑	李潇潇	
责任编辑	李潇潇	
责任校对	代景丽	
装帧设计	中联华文	
出版发行	吉林大学出版社	
社　　址	长春市人民大街 4059 号	
邮政编码	130021	
发行电话	0431－89580028/29/21	
网　　址	http：//www. jlup. com. cn	
电子邮箱	jdcbs@ jlu. edu. cn	
印　　刷	三河市华东印刷有限公司	
开　　本	710mm×1000mm　1/16	
印　　张	9. 5	
字　　数	105 千字	
版　　次	2022 年 1 月第 1 版	
印　　次	2022 年 1 月第 1 次	
书　　号	ISBN 978－7－5692－8982－4	
定　　价	85. 00 元	

本书编委会

主　　编：杨　俊

副 主 编：马金辉　周　虹　马　东　刘　静
　　　　　徐琼花　张　荣　孙　涛

主　　审：李文凯　韦茂国

编写人员：（以姓氏笔画为序）
　　　　　马　东　马金辉　孙　涛　刘　静
　　　　　杨　俊　张　荣　周　虹　黄美淳
　　　　　徐琼花　程　亮　李文凯　韦茂国
　　　　　陈　宇　王　昱　刘　锐　韩　玮

前　言

利用世界银行 2 亿美元贷款支持海南重构以健康为中心的医疗卫生服务体系项目，是在海南省发展改革委、海南省卫生健康委、海南省医疗保障局、海南省财政厅的精心指导下，在项目团队的努力下提前提交了科研成果。这是海南省有史以来最大的一笔利用世界银行贷款进行医改的项目。

海南医学院根据省卫健委 2019 年 8 月 24 日的委托函，于 2019 年 10 月 9 日组建科研团队，科研团队领导小组组长由我来担任，常务副组长由管理学院马金辉副院长担任并负责具体工作。2020 年 1 月 1 日，海南省卫生健康委、海南省医疗保障局、海南省发展和改革委、海南省财政厅成立了"关于成立利用世界银行贷款支持海南重构以健康为中心的医疗卫生服务体系项目工作领导小组"，马金辉、马东，徐琼花，周虹，刘静，张荣，孙涛等核心成员均被列入领导小组成员。这为我省培养一支既懂卫生管理又熟悉世界银行贷款业务规则操作的团队提供了机遇，为自由贸易港储备多学科、交叉学科的人才团队增加了一支力量。

　　我们团队首先于去年利用两个月时间完成了可研报告等文本资料，为在国家发改委、财政部的立项通过提供了支撑；完成了环境评价报告、项目发展采购战略报告等重要支撑文件报告，为贷款落地海南扫清障碍；通过项目实施手册、项目规则的起草制定，为贷款实施提供了可操作、可考核、可问责的制度性保证。从而撬动并加快我省医改进程，发挥医改政府的引领效应和卫生经济效益，使之造福海南人民并提高基层整体医疗水平，真正实现"小病不进城，大病不出岛"。

　　通过世界银行贷款，预期能够与我省即将制定的医药卫生"十四五"规划相衔接，与《"健康中国2030"规划纲要》相呼应。通过利用世界银行贷款支持海南重构以健康为中心的医疗卫生服务体系项目，实现世界银行所期望地把海南塑造成"为世界其他发展中国家健康体系提供示范区"的愿景。

海南医学院院长　杨俊

2020 年 10 月 16 日

2

目　录
CONTENTS

第一章　项目区概况

一、项目区选择依据

（一）卫生事业发展成绩

过去三十年，我国卫生系统绩效显著。2009 年新一轮医药卫生体制改革以来，医改成果得到不断巩固。基本实现了医疗保险全覆盖，因病致贫，因病返贫现象明显下降，基本公共卫生服务均等化持续推进，儿童和孕产妇的死亡率及传染病发病率大幅降低，居民的健康水平和预期寿命显著提高，医疗卫生服务的可及性和公平性得到很大改善。

近年来，海南省委省政府和各级党委、政府不断深化医药卫生体制改革，强化政府责任，加大财政投入，优化资源配置，在修补基层网底、强化公共卫生、解决"看得起病"等方面取得突出成效。全省基层开展标准化建设，基本实现"乡乡有卫生院、村村有卫生室"；建立多种医保体系，实施城乡居民大病保险，全面建立疾病应急救助制度；实施 14 类基本公共卫生服务，9 项重大公共卫生服务项目。财政补助从 2010 年的人均 15 元提高到 2019 年的人均 69 元，公共卫生服务能力明显加强；推行家庭医生签约服务，全省常住人口家庭医生签约率为 28%，重点人群签约率为 40%；引导优质医疗资源下沉，提升县域内就诊率，逐步完善基层医疗卫生运行机制。

（二）现状与存在问题

1. 老龄化与慢性病日趋严重

随着医疗技术的不断革新，人类寿命的不断延长，世界人口老龄化的发展速度也随之加快，由老龄化引发的慢性病的急骤增加这一社会问题已成为中国以及世界各国所面临的严峻挑战。在全球范围内，中国老年人因慢性病导致的疾病负担远高于美国、英国和日本等发达国家。老年人慢性病相关医疗费用逐年增加，已成为部分地区健康扶贫和持续发展的关键障碍。

截至 2018 年 3 月，海南省 60 岁及以上老年人口为 135.23 万，占户籍总人口数的 14.8%，老龄化趋势明显；糖尿病的患病率迅速增加，且逐年上升，海南已成为糖尿病患病率最高的省份之一。2017 年，700 万成年人中分别有 162 万人和 289 万人患有高血压和高血压前期，其中只有 24 万人得了控制；76 万和 250 万人分别患有糖尿病和糖尿病前期，其中只有 12 万人得到了控制。

慢性病已成为威胁我国和海南居民健康的一类重要疾病。慢性病的发病与经济社会、生态环境、文化习俗、生活方式、遗传等因素密切相关，其影响因素的综合性和复杂性，决定了防治任务的长期性和艰巨性，若不及时有效控制，将带来严重的社会经济问题。

2. 医疗卫生服务质量有待提升

医疗卫生服务质量是医疗卫生管理的核心内容和永恒主题。由于海南建省晚，医疗卫生服务基础较为薄弱，服务能力与发达省份相比还存在一定差距。海南中、西部地区和农村基层医疗卫生服务能力明显不足，服务水平和质量还得不到有效保证。

通过使用临床绩效与价值工具对海南基层医疗卫生服务质量进行测评的调研显示，海南省基层医疗服务提供者对于三个常见疾病（脑卒中、心机梗死、糖尿病）的诊疗质量存在较大差异（参见表 1.1）。不必要的医疗干预（检查和治疗），以及必要的医疗干预不能完成的现象仍然存在，过度使用医疗技术和采用高利润诊疗手段的现象还没有得到很好的控制。

表 1.1 海南省某市基层卫生服务提供者的慢性病测试情况

病种	平均分	最高分	均值占比
糖尿病	266	370	56.6%
心肌梗死	212	310	57.3%
脑卒中	171	240	57.0%

3. 基层医疗卫生服务利用率不高

海南医疗卫生服务提供仍以城市医院为主，基层医疗卫生服务利用率不高。17 家三级医院提供 20.2% 的门诊服务和 41.9% 的住院服务，而 4,000 多家诊所和 400 多个乡镇/社区卫生中心的基层医疗机构，却提供了约 54% 的门诊服务。对比医疗卫生服务的可及性，可以发现超过 75% 的人口在 15 分钟内可以到达诊所，超过 90% 的人口在 30 分钟内可以到达诊所；大约 50% 的人口在 15 分钟之内可以进入乡镇/社区卫生中心，80% 的人口在 30 分钟之内可以进入乡镇/社区卫生中心。由此可见，便利可及的基层医疗卫生服务的实际利用率并不高。现有体制和机制上的障碍加剧了医疗卫生服务的分散化、差异化和基层医疗服务的低利用率。主要的问题包括以下几个方面。

①基本公共卫生服务仅限于病例识别和提供基本筛查服务。这远远达不到将高危患者与二三级医疗机构的治疗服务联系起来的预期目标：后者将接受治疗的患者转回基层服务中心，从而建立"连续照护"。大多数患者甚至为了补充非传染性疾病药物需要到二三级医疗机构诊治，这导致了服务的不连

续性。

②疾病控制中心等公共卫生机构在基本医疗管理和服务提供方面日益边缘化。

③医防机构间的"碎片化"管理使得一线的基层医疗卫生人员承担着繁重的日常报告和记录工作,严重影响了服务效率。医疗卫生制度"碎片化"和治理"碎片化"阻碍了改革进程。医疗卫生事业涉及十多个政府部门,分别致力于实现其各自的机构目标,对于超出自身决策领域的认识有限。同时,各部门的制度未能够有效衔接也阻碍了服务的整合及创新。

4. 医保资金使用的成本效益不高,医保支付方式仍有待完善

按服务收费模式导致了供方对不必要或不适当的医疗服务的需求和成本膨胀。海南目前的医疗服务提供者的支付系统仍然由"按服务收费"主导,在鼓励/支持新的医疗模式方面作用不大,这些模式旨在改善医疗协同,或为跨医疗层次的复杂医疗需求患者(如非传染性疾病患者或有多种疾病的患者)开发服务。目前大部分社会医疗保险资金用于住院服务,门诊服务的福利包非常有限。与住院服务相比,门诊服务可报销的额度低和疾病种类少,这样的福利方案设计既不能充分利用基层服务,也不能促进高血压和糖尿病患者的早期诊断和治疗。在初级阶段提高对门诊服务的福利包的报销额度和种类,将鼓励患者在疾病较轻时寻求治疗,从而可以更好地管理和预防,并

避免将不必要的门诊治疗转到住院治疗，提高卫生支出的效率。值得注意的是，卫生保健服务的购买仍然是被动的，在目前的供方支付系统中缺乏为改善服务质量和人群健康而设置的激励机制和措施。

5. 基层医疗卫生人才短缺

海南省基层医疗卫生服务能力不足、质量不高。医疗卫生人才引入难、留人难、育人难。一是数量不足、质量不高、结构失衡。截至 2018 年年底，全省每万人口全科医生 1.45 人，低于全国平均水平 2.22 人；每千农业人口村卫生室人员数为 1.09 人，低于全国平均水平 1.54 人。从学历结构看，乡镇卫生院卫生技术人员以中专以下为主，占比达 60.48%，本科学历仅占 10.5%。从职称结构来看，乡镇卫生院卫生技术人员初级职称占比达 73.99%，高级职称的人员占比仅 0.62%，还有 25.39% 的人员没有职称。

二是人才引进难，空编、缺编同时并存。受机构编制、身份性质、招录机制等问题困扰，基层医疗卫生机构没有人才引进自主权，招不到人，出现空编现象，全省乡镇卫生院编制使用率为 84.5%。由于工作的需要又不得不编外聘用，全省乡镇卫生院编外聘用占实际在岗的 42.5%，乐东县、海口市、陵水县、昌江县均超过 50%，乐东县高达 70%。

三是基层人才流失严重。有执业资格的基层人才"虹吸"现象突出，新进大学毕业生一旦参加住院医师规范化培训后，往往会跳槽到城市医院发展。万宁市从 2011 年以来, 7 年共引进中高级职称卫生技术人才 7 人, 离开 3 人, 现仅留 4 人。

四是村医待遇低、后继乏人。待遇虽较过去有所提高, 但总体仍较低, 尤其是乡村医生垫付资金被克扣和拖欠、财政补偿不及时到位的情况时有发生, 多数村卫生室勉强支撑。琼中县村医每月只有县政府规定的三个补偿渠道收入, 人均月收入不足千元。同时, 村医年龄老化, 岗位无吸引力, 导致后继乏人, 部分市县已经出现了无人执业的空白村现象。

6. 基层医疗卫生机构运行机制欠佳

海南省基层医疗卫生机构运行机制僵化, 捆得过死, 医务人员开展医疗工作的积极性不高。基层医疗卫生机构难以正常运转。

一是市县财政支持和补偿不到位、不合理。全省仅有 10 个市县的卫生院财政全额拨款, 还有 8 个市县实行差额拨款; 保亭等一些市县因财力有限, 补偿难以真正落实到位; 还有的市县基药补贴按收入的 20% 计算, 再扣减 10 元诊疗费后才给予补贴, 实际上处方低于 50 元的实际补贴均为负数。

二是财务管理与实际脱节。基层医疗机构仍然实行 "收支两条线", 收入全部上缴财政, 再按实际需求核定支出, 卫生院没有开支权, 医务人员干多干少一个样, 积极性受到影响; 基本公共卫生服务项目补助资金不敢用、不能用, 海口市仅 2017 年滞留在区一级的资金就达 5000 多万元。

三是机构编制管理和人事分配机制不活。多数市县编制数量长期不增加，人事招聘权利没有下放，人员经费落实不到位；奖励性绩效工资基数较低，甚至一些地方（如秀英区）还把节假日值班、夜班费、下乡补助、交通费等补助取消，骨干医务人员积极性降低。

四是医疗服务价格未实现动态调整。在药品加成取消的大环境下，医疗服务价格虽有调整但实际补偿偏低，合理的医疗服务比价关系没有形成。

五是基本公共卫生任务负荷过重。基本公共卫生服务大量工作由村卫生室来承担，繁杂的公卫事务让医生无暇顾及日常诊疗工作，诊疗技能逐渐荒废。

7. 海南省全民健康信息化建设仍有待完善

海南省全民健康信息化现状：一是确立了我省全民健康信息化"26311-2"框架的顶层设计。海南省以国家全民健康信息化"46311"框架为指导，结合海南的区位特点和扁平化管理体制的实际，以"多规合一"为统领，把海南作为一个城市来规划，即以省级平台为核心，（除海口市、三亚市外，其他市县原则上不再另建平台），统筹规划全省卫生计生信息化的整体规划、系统设计、合理布局和共享应用，统一基础设施和信息资源标准。

二是建设省级全民健康信息平台。省级全民健康信息平台是我省全民健康信息化建设的核心平台，是卫生健康行业信息交换与共享的枢纽，总体上分三期实施。目前，省级全民健康信息平台（一期）已基本完成主要功能建设，按照国家卫健委下发的电子健康档案、电子病历采集的新标准，完成了部分医院医疗业务的数据接入；完成了多条公共卫生业务系统的数据接入，包括出生信息、妇幼保健信息、免疫规划信息、基层医疗和公共卫生服务数据、农村居民健康档案数据、计划生育服务信息等数据。已经实现与国家平台的互联互通，完成了国家要求的 37 项综合管理指标数据的上报，目前正在实施二期工程建设。

三是启动"互联网+健康医疗"服务体系建设。海南省智慧医院服务平台和 App，是我省卫健委主导建设的独立闭环运行的官方"互联网+医疗健康"服务平台。通过接入全省各级医疗服务机构，实现医疗服务机构的预约挂号及缴费、诊间缴费、检查及检验报告查询、住院缴费及查询、电子病历查询、医院查询、居民电子健康档案查询、个人服务中心的移动互联网服务功能，构建海南省"互联网+医疗"服务体系。截至 2019 年年底，共 49 家医疗机构完成接入并开始为百姓提供服务。

四是建设了全省数据大集中的区域妇幼保健管理信息系统和儿童免疫规划及疫苗流通管理信息系统。儿童免疫规划及疫苗流通管理信息系统实现了全省联网运行、实时监控，确保了疫苗流通过程的监管需求，全省所有 700 多个接种点联网使用系统；区域妇幼保健管理信息系统全省全面应用，覆盖了全省范围的妇幼保健信息网络，实现了全省妇幼保健数据的集中管理。

五是启动了二级以上公立医院以电子病历为核心的医疗机构信息化建设。我省按照国家发布的《全国医院信息化建设标准与规范》《医院信息平台功能指引》《医院信息化建设应用技术指南》《关于进一步推进以电子病历为核心的医疗机构信息化建设工作的通知》等文件精神，要求我省二级医院电子病历应用水平达到 4 级以上，三级医院电子病历应用水平达到 5 级以上。目前我省大多数三级医院电子病历只有 4 级水平，二级医院也只有部分医院达到 3 级，与国家要求和发达地区差距较大。

六是积极推进居民健康卡普及应用。我省 2012 年启动居民健康卡项目建设，目前已累计发卡 500 多万张。目前正在启动实施电子居民健康卡建设。

存在的问题：一是全民健康信息化建设总体滞后于业务发展和群众需求。医改监测、医疗控费等一系列决策数据还停留在手工填报阶段，信息系统落后于业务协同、公众服务和综合管理工作，医疗服务数据互联互通、共享应用和检验检查结果全省互认推进工作尚未实现，建设资金是最大瓶颈。

二是医院信息化建设发展不平衡。部分二级医院信息系统建设落后，内部信息尚未实现互联互通，业务覆盖面也不够，数据颗粒较粗，质量较差，汇聚到平台端可利用程度低；部分市县中医院、妇幼保健院缺乏基本业务信息系统。

三是"信息孤岛""信息烟囱"尚未完全消除，业务协同和数据共享仍亟待加强；相关标准滞后及标准执行不到位，数据质量良莠不齐。

四是其他方面，主要是基层信息化专业人才总量不足，复合型人才匮乏，使用信息化能力有限；新兴信息技术与医疗服务的深度融合，使网络安全防护难度加大；动员社会力量参与卫生信息化建设的长效激励机制尚未形成，也影响了各方面力量参与卫生信息化建设的积极性和投入的持续性。

（三）机遇与挑战及解决措施

2016 年，《深化中国的医疗改革：建立高质量和基于价值的服务提供》的研究报告强调，我国在基层卫生服务方面应降低服务成本，改善服务质量，先行实践以及提议建立"以人为本"的一体化卫生服务体系。

2018 年 4 月，国务院发布《关于支持海南全面深化改革开放的指导意见》，在中国特色社会主义进入新时代的大背景下，赋予海南经济特区改革开放的新使命。然而，海南的经济发展却落后于中国大部分地区。2018 年，海南人均 GDP 为 51,955元人民币，而全国人均 GDP 平均水平为 64,586 元人民币。2018 年，全国居民人均可支配收入 28,228 元，全国居民人均医疗保健消费支出 1, 685 元, 占人均消费支出的比重为 8.5%。2018 年, 海南省城乡居民人均可支配收入 24, 579 元, 其中城镇居民家庭人均医疗保健消费 1, 669. 8 元, 占消费性支出的 7.3%, 农村居民家庭人均医疗保健支出 712 元, 占全年人均总支出的 4.2%。

海南省医疗卫生系统效率的提升空间很大。海南省在加强基层卫生保健方面具有巨大潜力。根据 2019 年卫生统计数据, 2019 年海南省每万人口全科医生数量为 1.45, 比全国平均水平 (2.22) 低; 海南省卫生服务可及性及质量指数为 67.5~75, 比全国平均水平 (77.9) 低; 而海南省的人均卫生费用占 GDP 的比重为 8.6%, 比全国平均水平 (6.4) 高 (见表 1.2)。由此可见, 提升海南省全科医生的数量和质量, 控制卫生总费用, 医疗卫生体系的效率均有较大的提升空间。

表 1.2　海南省医疗卫生指标情况

医疗卫生指标	全国	海南
期望寿命（健康期望寿命）	76. 2 (68. 0)	76. 0 (67. 8)
每万人口全科医生数量	2. 22	1. 45
每千人口床位数	6. 03	4. 79
卫生费用 —人均（RMB） — GDP 占比（%）	4181. 1 6. 4	4500 8. 6
卫生服务可及性及质量指数	77. 9	67. 5~75

为了提高医疗服务体系的质量和效率, 需要对与医疗体系

多个利益相关方进行治理，包括医疗服务的供需双方、医疗卫生服务付费方等。例如，在慢性非传染性疾病预防和控制方面，医疗体系治理的关键任务，是通过医保医疗服务进行战略购买与服务提供实现全民健康覆盖，通过"健康融入万策"以实现医疗公平及卫生事业的公益性的责任，最终改善健康，提高生产力，实现人民福祉。而评估发展中国家医疗体系治理水平的框架中，对效果和效率原则的评价指标就是卫生人力质量、沟通过程、实施能力。

为了应对这些挑战，为了借鉴最先进的全球经验，我国政府与世界银行、世界卫生组织合作，开展医疗改革联合研究。促进以医院为中心、侧重服务数量和药品销售的模式，向以健康结果为重点转移，更加注重提升基层卫生服务质量和建立高价值的医疗卫生服务体系。

二、项目区选定

（一）"健康海南2030"的目标

基层医疗卫生服务与保障能力建设是海南自由贸易试验区（港）建设最基础性的民生工程，是建设健康海南的重要组成部分，也是海南省医疗健康事业发展的短板所在。为贯彻落实习近平总书记2018年"4·13"重要讲话精神和《中共中央国务院关于支持海南全面深化改革的指导意见》精神，应建立健全海南省与自由贸易港相适应的基层医疗卫生服务体系与健康服务体系，到2030年，实现人人享有高质量的基层医疗卫生服务和健康服务、全民医保管理服务体系完善和基本实现健康公平的目标。全省、市县人口健康信息平台互通共享，人人拥有居民健康卡，远程医疗覆盖省市县乡医疗卫生机构，全面实现人口健康信息的规范管理和使用；创新人才评价机制，健全符合全科医生岗位特点的人才评价机制。

（二）海南医疗卫生事业面临的主要机遇

截至2018年，海南省有934.32万人口，虽然是我国陆地面积最小的省，但却是我国面积最大的经济特区，地理位置独特，拥有全国最好的生态环境，同时又是相对独立的地理单元，使得海南具有成为全国改革开放试验田的独特优势。2018年4月，国务院发布了《关于支持海南全面深化改革开放的指导意见》，赋予海南特殊地位，并将其作为创新性改革试点省份。尽管地位很高，海南的经济发展却落后于中国大部分地区。2018年，海南省的人均GDP为51,955元人民币，而全国平均水平为65,982元人民币；海南自贸试验区的最大特点就是"全域性"试点，海南全岛试点是根据中央对海南的定位，充分发挥海南岛独立地理单元的区位优势和全岛试点的整体优势，加上海南拥有地方立法权，便于加强改革系统集成，增强制度创新的整体性、协同性，有针对性地研究提出的试点任务。

对比其他地区，海南具有领导力优势，全省医改工作由医学专家沈晓明省委书记亲自主导；同时，海南省人口少，整体体量较小，易于整体规划、重塑体系。在建省办经济特区 30 周年和新一轮改革开放的良好契机下，美国中华医学基金会等国际专业机构鼎力支持，达成了引进世界银行贷款项目推进海南医改的共识。按照沈晓明省委书记的部署，海南省相关职能部门在美国中华医学基金会的指导下着手申报世界银行贷款项目。申报工作由省卫生健康委、省发展改革委、省财政厅、省医疗保障局以及海南医学院等单位共同协助开展，全省统筹实施。

三、项目区自然条件

（一）自然环境

海南岛是中国南方的热带岛屿，属于热带季风气候，终年高温，降水丰富，有明显的旱季和雨季。由于其热带气候，海南吸引了大量其他省份的"候鸟人口"来过冬，官方调研报告显示，2017 年 10 月 1 日至 2018 年 4 月 30 日，到海南过冬的"候鸟人口"高达 165 万，其中 60 岁以上离退休人员占 56%。

2018 年造林绿化面积 15.4 万亩，比上年增长 0.7%。城市（县城）建成区绿化覆盖率 40.0%。全省空气质量总体保持优良，优良天数比例为 98.4%。PM2.5 年均浓度为 17 微克/立方米，比上年下降 5.6%。各项污染物指标均达标，且远优于国家二级标准；其中 SO_2、NO_2、CO、PM10 四项指标均符合国家一级标准，PM2.5 和 O_3 接近国家一级标准。地表水环境质量总体优良，水质总体优良率（达到或好于 III 类标准）为 94.4%。海南岛近岸海域水质总体为优，绝大部分近岸海域处于清洁状态，一、二类海水占 96.6%，95.9%的功能区测点符合水环境功能区管理目标的要求。西沙群岛近岸海域水质为优，均为一类海水。洋浦经济开发区、东方工业园区和老城经济开发区三大重点工业区近岸海域、20 个主要滨海旅游区近岸海域水质总体为优，监测点位水质均达到或优于《海水水质标准》（GB3097-1997）二类标准。

（二）人居条件

根据《海南统计年鉴 2019》可知，2018 年全省常住居民人均可支配收入 24,579 元，比上年增长 9.0%，扣除价格因素实际增长 6.3%。其中，城镇常住居民人均可支配收入 33,349 元，名义增长 8.2%，实际增长 5.7%；农村常住居民人均可支配收入 13,989 元，名义增长 8.4%，实际增长 5.8%。城镇非私营单位在岗职工平均工资 77,672 元，比上年增长 12.5%。

住户存款4,215.26 亿元，比上年增长 10.5%。城镇人均现住房总建筑面积 32.1 平方米，增长 4.2%；农村居民年末人均生活用房面积 32.78 平方米，增长 8.7%。

（三）就业与教育

2018 年城镇新增就业人数 12.84 万人，比上年增长 7.0%；年末城镇登记失业率2.3%，降低 0.03 个百分点。农村劳动力转移就业 14.06 万人，下降 4.9%。年末全省从业人员 603.73 万人，比上年末增长 3.4%。

全省普通高等学校 20 所，招生 6.46 万人；中等职业教育学校 74 所（不含人劳厅管辖的技工学校），招生 4.42 万人；普通高中 119 所、增加 3 所，招生 5.70 万人；普通初中 401 所、增加 4 所，招生 12.74 万人；普通小学 1377 所（含教学点），招生 15.29 万人。

四、社会经济状况

（一）行政区划与人口

根据《海南统计年鉴 2019》可知，截至 2018 年，海南省有 27 个市、县（区），其中 4 个地级市、6 个自治县、8 个区、195 个乡镇（含街道办事处），人口出生率 14.48‰，死亡率

6.01‰，自然增长率 8.47‰。常住人口为 934.32 万人，城镇人口占总人口的 59.06%。大约 8.15% 的居民年龄在 65 岁及以上。海南省的汉族、黎族、苗族、回族是世居民族，其余民族是 1949 年后迁入，分散于全省各地。黎族是海南岛上最早的居民。世居的黎族、苗族、回族，大多数聚居在中部、南部的琼中、保亭、白沙、陵水、昌江等县和三亚市、五指山市；汉族人口主要聚集在东北部、北部和沿海地区。海南的少数民族人口为 167.51 万，占总人口的 18.1%，黎族人口占少数民族人口的 16% 左右。

（二）社会经济概况

2018 年全省地区生产总值 4,832.05 亿元，按常住人口计算，全省人均地区生产总值 51,955 元，按可比价格计算，比上年增长 7.28%。其中，第一产业 1,000.11 亿元，增长 3.87%；第二产业 1,095.79 亿元，增长 9.98%；第三产业 2,736.15 亿元，增长 9.30%。三次产业占地区生产总值的比重分别为 20.7：22.7：56.6。按年平均常住人口计算，全省人均地区生产总值 51,955 元，按现行平均汇率计算为 7,385 美元，比上年增长 7.28%。全年全省常住居民人均可支配收入 24,579 元，比上年增长 8.98%。其中，城镇常住居民人均可支配收入 33,349 元，名义增长 8.2%；农村常住居民人均可支配收入 13,989 元，名义增长 8.4%。

　　"十三五"期间，海南省始终坚持构建以现代服务业为主导的产业体系，供给侧结构性改革扎实推进。重点发展以服务业为主的十二个产业，服务业对经济增长贡献率达 79.5% 。旅游业转型升级步伐加快，多措并举推动入境游客增速高于国内游客增速，旅游收入增速高于旅游人次增速，旅游业质量效益不断提升。热带特色高效农业加速发展，"五基地一区"建设成效明显，国家南繁科研育种基地建设规划顺利实施，生态循环农业示范省和出口食品农产品质量安全示范区创建扎实推进，涌现出一批现代农业产业园和特色农产品品牌。互联网产业发展迅速，腾讯、华为、微软等一批知名企业落户。医疗健康产业稳步发展，博鳌乐城国际医疗旅游先行区获国务院批准并运行，成美国际医学中心等项目相继建成。省儿童医院、省结核病医院等一批重大医疗卫生项目基本建成。

第二章　医疗卫生服务及居民健康状况

一、海南省医疗卫生服务体系基本情况

（一）概况

1. 机构情况

截至 2018 年年底，全省医疗卫生机构总数达 5,325 个，比上年增加 148 个；其中：医院 218 个，基层医疗卫生机构 4,981个，专业公共卫生机构 119 个。

2. 床位情况

每千人口医疗卫生机构床位数 4.79 张（全国平均水平 6.03 张）。

3. 人员情况

截至 2018 年年底，每千人口执业（助理）医师 2.38 人

（全国平均水平 2.59 人）；每千人口注册护士 3.21 人（全国平均水平 2.94 人）；每万人口全科医生 1.45 人（全国平均水平 2.22 人）；每万人口专业公共卫生机构人员 7.51 人（全国平均水平 6.34 人）。

4. 门诊量、住院量等情况

与 2017 年相比，2018 年医院诊疗人次增加 129 万人次，基层医疗卫生机构诊疗人次减少 125 万人次。公立医院诊疗人次 1,826 万人次（占医院总数的 91.07%），民营医院 179 万人次（占医院总数的 8.93%）。乡镇卫生院和社区卫生服务中心（站）门诊量 1,423 万人次，比上年减少 82 万人次。乡镇卫生院和社区卫生服务中心（站）门诊量占门诊总量的 28.47%，所占比重比上年减少 1.91 个百分点。

5. 基层医疗机构的服务开展情况

2018 年医疗卫生机构门诊总诊疗人数 5,078.55 万人次，门急诊人数 4,998.56 万人次，观察室留观病例数 13.86 万人次，健康检查人数 208.27 万人次，居民平均就诊次数 5.44 次；2018 年医疗卫生机构入院人数 119.41 万人，出院人数 119.55 万人，住院病人手术人数 26.02 万人，居民年住院率 12.8%，每床出院人数 26.7 人。2018 年，65 岁以上老年人保健服务人数 84,565 人，高血压规范管理人数 84,723 人，糖尿病规范管理人数 38,206 人。

6. 海南省居民健康状况

海南省居民的健康状况在各省之间处于中等水平。2018年，海南省全年孕产妇死亡率（每十万人）为13.39，5岁以下儿童死亡率为6.05‰，儿童的疫苗接种率为100%，卡介苗疫苗接种率为100%，骨髓灰质炎疫苗、百白破疫苗、麻疹疫苗、乙肝疫苗接种率均达到99%以上。其中，孕产妇死亡率，5岁以下儿童、婴幼儿的死亡率低于全国平均水平（全国平均水平孕产妇死亡率每十万人为18.3，婴儿死亡率为6.1‰）。海南的非传染性疾病的流行情况以及对这些疾病的负担与中国其他地区相似，一直处于上升状态，尤其是糖尿病。但是，与其他省份相比，心脑血管疾病的负担相对较低。

7. 卫生总费用

2018年海南省人均卫生总费用4,500元，卫生总费用424.00亿元，卫生总费用占GDP百分比为8.6%。全国人均卫生总费用4,148.1元，卫生总费用占GDP百分比为6.4%。海南省2018年卫生总费用占GDP百分比比全国平均水平高2.2%。

（二）加强基本医疗服务体系建设的必要性

大医院人满为患，小医院门可罗雀，是海南乃至全国的普遍现象。让患者能安心选择家门口的医院，破解"看病难""看病贵"的难题，要重塑患者对基层医疗机构的信任，提高其诊疗服务软硬件水平是根本途径。

国家提出"建立健全覆盖城乡居民的基本医疗卫生制度，为群众提供安全、有效、方便、价廉的医疗卫生服务"。建立覆盖城乡居民的基本医疗卫生制度，是贯彻科学发展观的本质要求，是医药卫生体制改革的重点。随着新型农村合作医疗保险的逐步覆盖，乡镇卫生院正日益成为农村人口首次就诊和进行疾病管理的重要渠道。海南"十三五"期间努力提高基层医疗的服务质量，海南省部分市县患者回流基层医院，是医改为基层医疗机构"强筋健骨"甚至"脱胎换骨"的有力证明，迈出了公平可及、群众受益的坚实改革步伐。

（三）基本医疗卫生服务均等化

世界卫生组织认为，卫生领域的均等化是指不同收入人群的健康状况无差异、同等的卫生服务可及、相同的支付方式、享有平等的公共补贴等。把基本医疗卫生制度作为公共产品向全民提供，逐步实现人人享有基本医疗卫生服务是医改的核心理念。卫生服务不公平、慢性疾病防控力度不够和人力资源短缺等已成为中国卫生领域亟待破解的难题。海南建省办经济特区30年来，经济社会发展成就显著，在医疗卫生体系建设上取得了一定成绩，但也存在诸多问题，尤其是市县之间基本医疗卫生服务不均等化现象突出。

资源分布的均等化是实现基本医疗卫生服务均等化的基

础，而政府在此过程中承担了决策者和提供者的角色，对机构、床位和人员的规划配置是决定基本医疗卫生服务均等化的根本因素。

（四）疾病预防体系

海南建省初期，就把防治传染病作为提高本省人民健康水平、改善投资环境的一项重要内容来抓。如今，登革热、疟疾等历史上高发和流行的传染病疫情得到有效控制，病例数大幅度降低——17 个市县完成了消除疟疾考核。麻疹发病率多年保持在全国较低水平，连续 23 年无脊灰野病毒感染病例，白喉连续 18 年没有病例报告。

新医改以来，基本公共卫生服务明显加强。实施 14 类基本公共卫生服务，9 项重大公共卫生服务项目。财政补助从 2010 年的人均 15 元提高到 2019 年的人均 65 元。

尽管在省委、省政府的正确领导下，海南省疾病预防控制工作取得了较大成就，但疾病预防控制体系建设起点低、基础差、投入不足、能力不强等突出问题已严重制约了疾病预防控制能力的提升和体系效能的发挥。如何进一步加强海南省疾病预防控制体系建设，切实提高疾病预防控制体系的综合能力建设以适应当前社会发展的需要和人民群众不断增长的健康需求，这是海南省当前亟待解决的问题。

（五）海南省基层医疗卫生改革缺乏三医联动支持

海南省基层医疗卫生改革缺乏三医联动支持，导致医疗服务能力下降。存在无医看病、不愿看病、看不好病的现象，病人不得不到上级医院就医，也无力承接下转病人，分级诊疗落地困难。造成这种情况的主要原因：一是基层医疗机构由于人才缺乏、公共卫生任务繁重等因素。二是缺乏医保政策的有力支持。医保政策对医联体内部不同医疗机构之间就医没有实行差异化报销，缺乏对患者就医合理流向的合理引导。三是药物保障不到位，基药品种过少、供应不足导致基层无药可用。我省二、三级医院药品目录品种分别为 990 种和 1,500 种，而乡镇卫生院仅为 520 种，在网上实际可采购的才 160 种。另外，目录内药物又供应不足，中标价较低的药品以缺货为由不能保障供应。一些常见的慢性病药物在基层开不到，一些以前能在乡村卫生院看好的疾病由于药品短缺只能上转，造成大量病人向上流动。四是家庭医生签约服务效果不佳。为了完成签约率任务，忽视服务质量，存在签而不约的问题。

（六）基层医疗机构的布局、资源配置

基层医疗卫生资源总量不足、分布不均衡、利用不充分。2018 年海南省每千农村人口床位数 4.47 张，每千农业人口乡镇卫生院床位数 1.4 张，分别低于全国平均水平的 1.33 张、

0.5 张，一些乡镇卫生院如定安仙沟卫生院没有住院床位。各市县床位配置也不均衡，床位占比最高的为乐东县 52.4%，床位占比最低的为五指山市，仅 3.99%。从乡镇卫生院规模看，海南省卫生院建筑面积平均为 1,905 平方米，比全国平均值低 848 平方米。卫生院标配的 34 种重点设备中，30 种及以上设备的卫生院仅 3 所占 1.07%。另外，资源配置没有根据服务需求的变化而同步调整。如三亚主城区建省以来人口已增加十几倍，面积也扩大十几倍，但新增设的公立基层医疗卫生机构只有 2 个。

与此同时，还存在资源利用不充分的现象。2017 年全省乡镇卫生院床位利用率仅为 35.35%，低于全国平均水平 25.95%。如定安黄竹卫生院病床 15 张，但长期未使用，B 超机等设备长期闲置。还有，值得关注的是农垦医院资源利用不足问题，一些市县农垦医院移交后游离于基层医疗卫生体系之外，资源没有得到有效整合和利用，职工队伍存在不稳定因素。比如定安县的南海农场医院，占地面积 47.6 亩，床位 50 张，床位实际利用率仅为 27%。

（七）海南省基层医疗机构体制机制综合改革

为解决医疗卫生资源配置不均衡、基层医疗卫生服务能力弱等问题，有效遏制"因病致贫、因病返贫"，助力打赢脱贫攻坚战，海南省以乡镇卫生院、社区卫生服务机构和村卫生室标准化建设为抓手，以深化基层人事、编制、收入分配体制机制改革为突破口，扎实推进新一轮基层医疗卫生体制机制综合改革。

2018 年海南省政府于 2018 年 10 月出台《海南省基层医疗卫生机构标准化建设行动计划》。随后，相关职能部门联合出台了"11+6"文件体系部署软件硬件建设，其中 11 个文件有关硬件建设，6 个文件有关软件建设。软件建设的政策涵盖了基层卫生人员的招聘、使用、保障等多项内容。

基层医疗机构标准化建设的重点是乡镇卫生院、社区卫生服务机构和村卫生室基础设施的标准化建设。海南省在财力相当紧张的情况下拿出 20 多亿元，按照"填平补齐、完善功能、满足需求、提升能力"的要求，2020 年完成 1,254 个基层医疗卫生机构 70 多万平方米的建设任务。同时，对全省基层医疗卫生机构管理信息系统进行统一改造，实现专业公共卫生服务信息系统（计划免疫、精神卫生、妇幼健康）、中医健康服务和医疗保障基金服务等各垂直系统在基层医疗卫生机构信息系统的联通。截至 2019 年 12 月 31 日，基础建设项目开工率达到 99.6%，竣工率 80%；1,529 台设备采购任务基本完成，并组织 587 名医疗设备人员进行操作培训。

创新激励机制，稳定基层卫生队伍。海南基层医疗卫生人员招不来、留不住的问题突出，偏远地区缺得更加严重。为了留住人才、稳定队伍，海南实施了一系列创新举措。一是允许基层收支结余作为绩效工资增量，不纳入绩效工资基数。二是在 5 个国定贫困县、2 个少数民族市县提高基层优秀卫生人才和偏远地区卫生人才乡镇工作补贴标准，并按月发放乡镇工作补贴等定额补助。三是在现有补助基础上，增设村医岗位固定补助，全省 18 个市县和洋浦实施了村医岗位固定补助政策，其中海口、三亚、儋州、五指山、万宁、屯昌、琼中、保亭、东方、白沙、乐东、陵水、昌江等 13 个市县村医每月岗位定补达到 500 元以上。同时，为全省 65% 的村医购买了医责险，63% 的村医由政府代买养老保险。

深化人事招聘制度改革，解决招人难问题。一是创新编制管理。各市县卫生健康部门结合服务人口、床位和使用需求，统筹管理和调剂使用基层医疗卫生机构编制、管理空编，不再核定到具体单位。在此基础上，2019 年省编办又向基层医疗卫生机构新增加编制 1378 个。二是实施"县招乡用、乡招村用"招录用人机制，使基层人才上得来，优秀人才下得去。截至 2019 年 12 月，全省 13 个市县（区）已启动招聘工作，计划招聘 1,002 人，其中儋州、琼中各已招聘 24 名。三是改进公开招聘方式，放宽年龄、学历、专业等要求，适当降低开考比例。比如万宁市 5 次公开面向社会和院校按录取比例为 1：2 招聘，招聘编内 79 人、编外人员 128 人，共 207 人，有效地解决了招人难问题。四是优化岗位结构，提高基层高层次卫生人才占比。基层中、高级技术岗位结构比例可分别上浮 5%，卫生院聘用卫生技术人员的高级职称人员不受岗位结构比例限制。2019 年 3 月全省开展了首次基层卫生高级职称评审，乡镇卫生院以下获得高级职称人员较 2017 年增长了 10 倍。五是放宽高级职称评审条件，由省级职能部门根据国家考试合格线自主划线、定向划线、确定聘任标准。此举使 2018 年全省卫生院参加高级职称评审人数比 2017 年翻了 7.5 倍。

多措并举提升基层业务水平。继续开展基层卫生人才素质提升"三个一百"项目（每年定向招聘乡村医生 100 名，基层学历提升 100 名，乡医轮训 100 名）。2019 年选派了 80 名院长、骨干医师赴江苏进行为期 1 个月的跟班挂职锻炼，对 100 名高血压、糖尿病和结核病骨干临床医师和约 200 名医护人员进行健康管理师考前培训，依托省卫生学校、海南医学院高等职业教育学院对 801 名村卫生室人员和 357 名基层卫生机构护士进行培训。同时，加快推进乡镇卫生院远程医疗系统建设，计划每个市县至少有 2 家以上乡镇卫生院具备开展远程医疗服务的条件，有效促进优质医疗资源下沉。目前，文昌、澄迈、琼海、白沙、五指山等 5 个市县，已实现了 2 家以上卫生院开展远程医疗服务，其中文昌市有 14 家卫生院可以开展 DR、心电远程医疗服务，保亭县正在筹备建设远程医疗系统。

二、海南省医疗保障体系建设现状与挑战

近年来，海南省新农合和城镇基本医疗保险发展迅速，对

解决居民的"看病贵"难题发挥了积极的作用，基本医疗保险制度已经覆盖96%以上的城乡居民。

医改以来，政府对卫生领域的投入不断增加，但转移支付制度在卫生领域的作用不明显，为了确保新医改任务的顺利完成，部分市县虽然提高了政府卫生支出的比重，但筹资力度还需进一步加大。另外，农村居民的疾病经济负担依然较大，随着新农合覆盖面和基金池的扩大，其补偿比应该逐步提高。

从医疗卫生服务体系来看，海南省已建立起了覆盖城乡的医疗卫生服务体系，卫生资源配置稳步提高，积极推进公立医院改革，医院公益性显著提高，城乡居民公共卫生服务均等化持续改进。但是，卫生资源配置仍然存在城市优于农村，经济发达地区优于落后地区，城乡之间，地区之间差异较大，基层医疗卫生资源不足与浪费并存等问题亟待解决。

从医疗保障体系来看，"十三五"时期，海南省医疗保障事业获得长足发展，为保障海南省人民健康水平做出重大贡献。截至2019年第3季度，全省常住人口934万人，户籍人口925万人，参加基本医疗保险903.05万人，参保率96.69%，医保基金当期收入140.04亿元，待遇支出87亿元，累计结余216.81亿元，各基本医疗保险综合报销比62.13%。海南省不断加强基金收支预算管理，采取一系列医保政策措施，不断规范和完善定点医疗机构管理，加强信息化系统建设。在夯实基本医疗保险事业的基础上，积极探索建立健全大病保险、医疗救助、职工互助、商业保险等多层次医疗保险体系建设，全面实行医保付费总额控制，系统推进多元化的复合式付费方式，抑制了医疗费用不合理增长。

2019 年海南省医疗保障局成立以来，积极开创了医保工作新局面，海南医疗保障事业步入快车道建设步伐。围绕服务保障，海南全面深化改革和自贸港建设大局，在全国率先出台了《海南省基本医疗保险基金统收统支管理暂行办法》《海南省城乡居民基本医疗保险暂行办法》《海南省城乡居民基本医疗保险普通门诊统筹管理办法（试行）》《海南省基本医疗保险门诊慢性特殊疾病管理办法（试行）》等一系列政策，确保医保基金安全可持续，率先在全国实现基本医疗保险省级统筹，率先建立覆盖范围、筹资标准、保障待遇、医保目录、定点管理、基金管理等"六统一"的管理模式，率先理顺医疗保障经办机构管理体制和运行机制，持续打击欺诈骗保，不断织牢医保扶贫保障网，推动保障更加公平、管理服务更加规范、医疗资源利用更加有效，促进全民医保体系持续健康发展。海南医保局通过深化一系列改革事项，发挥了医保在调节医疗服务行为、引导医疗资源配置等方面的作用，进一步促进了海南省医疗卫生服务体系健康运行。

海南医疗保障事业面临新的挑战。我国经济发展进入新常态，以平台经济、数字经济为代表的柔性组织形式不断涌现，医保参保群体流动性加大，参保不确定性增强，在岗职工与退休人员的比值呈现降低趋势，医保基金池压力持续加大。经济社会转型过程中生活环境和生活方式的变化，慢性非传染性疾病（慢病）成为疾病负担最大的一大类疾病，医疗保障需求正在发生变化。以互联网为代表的新兴信息技术快速发展，要求医疗保障领域转变发展方式、服务方式、管理方式，创新服务模式。海南人口进入老龄化，医保待遇支出群体快速增长，尤其是以海南基层医保需求为主的海南城乡居民待遇支出压力持续增加。此外，医保领域内，基本医保体系内部结构矛盾依然存在，多层次医疗保障体系尚不健全、各类参保群体待遇支出依然存在差距，医保管理能力还待进一步加强，监管能力、医疗医药服务能力、经办服务能力还有待进一步提高，医保地方法制建设亟待健全，医保体制机制矛盾依然存在。

三、存在的主要问题

（一）基本医疗服务体系和疾病预防控制体系缺乏融合

在解决常见病、多发病问题及提供健康管理方面；基本医疗服务体系和疾病预防控制体系在服务提供和筹资等方面缺乏融合；家庭医生团队服务在慢性非传染性疾病管理中尚未发挥良好作用。

（二）基层卫生人才瓶颈仍然严峻

未建立有效激励机制和有效培训项目，存在基层医疗卫生健康人力资源的数量和质量问题。家庭医生的数量不足，质量堪忧；家庭医生团队有效签约率和有效服务率不足，居民满意度不高。

（三）基层医疗服务的质量和绩效仍有待提高

目前，尚未对基层医疗卫生人员的服务进行定期测量，未建立基层医疗质量监测机构和监测工作机制，基层医疗质量存在较大差异，大处方和过度治疗（尤其是抗生素和静脉注射滥用等）的问题仍然存在。

（四）医疗信息系统与医保信息系统缺乏互联互通

现有信息化建设资源分散，未实现基层医疗的医疗与医保、医疗与公共卫生的信息互联互通和信息共享，信息化建设未能很好地用于支持卫生决策及制度建设。

（五）医疗保险支付制度和支付方式仍然有待完善

医疗保险支付制度未能发挥对医疗服务的战略购买的作用，未能发挥调整基层医疗服务利用的杠杆作用，未能发挥对价值医疗的倾斜；基层医疗保障服务能力和居民医疗保障水平有待提高。

四、海南医改顶层设计

针对海南省医疗卫生现状存在的上述主要问题，海南省提出重构以健康为中心的医疗卫生服务体系，坚持"保基本、强基层、建机制、上水平"的总体要求，通过积极探索体制机制创新，推进分级诊疗，促进优质资源下沉，提升基层医疗卫生机构服务能力，充分发挥医保资金的经济杠杆作用，从而提高整个医疗服务体系的运营效率，完善医疗保障体系建设、促进医疗服务层次分明、提高医疗机构运行高效率，更好地满足居民日益增长的多层次卫生健康需求。从以疾病治疗为中心转向以维护健康为中心，最大限度地提高医疗卫生资源的效率，主要内容有以下几个方面。

（1）完善分级诊疗服务体系

明确各级医疗卫生机构的功能定位，加强协作，推动功能整合和资源共享。三级医院主要承担急危重症和疑难病诊疗；县级及二级医院主要承担常见病、多发病诊疗、急危重症抢救和部分疑难病治疗；基层医疗卫生机构主要承担一般常见病、多发病诊疗和疑难病转诊，以及诊断明确、病情稳定的慢性病延续服务（康复、护理服务）。

三级医院要调整疾病诊疗种类，逐步减少常见病、多发病复诊和诊断明确病情稳定的慢性病等普通门诊，仅保留急诊、疑难危重等特殊门诊，收治住院和手术治疗疾病种类逐步调整到科学合理。

合理划分和落实各级医疗机构诊疗职责，明确转诊程序和标准，实行首诊负责制和转诊审批责任制。引导双向转诊，对上级医院诊断明确、治疗方案确定、病情稳定的慢性病以及病情稳定的其他恢复期（康复期）患者，应当转至医联体下级医疗机构治疗、康复。

（2）大力开展医疗联合体建设

按照网格化布局要求，以省属三级医院和县（市、区）为单位开展医疗联合体建设。组建形式有：跨省医疗联合体、省级医疗联合体、省级中医医疗联合体、城市医疗集团、县域医疗共同体、专科医疗联合体、发展远程医疗协作网等。

优化整合医疗卫生资源。建立覆盖网格内所有人群的医疗集团或医共体，形成一体化管理，为居民提供疾病预防、保健、诊疗、康复、护理等一体化、连续性、整合型服务。

提供整合型医疗卫生服务。城市医疗集团和县域医共体要为网格内全体居民提供全人口、全生命周期的健康服务，逐步实现各级各类医疗机构明确的功能定位。牵头医院负责急危重症和专科疾病诊疗，慢病防治机构和康复医院、护理院提供出院后延续功能康复、慢病诊疗和失能失智老年人的长期照护服务，社区卫生服务中心（站）或乡镇卫生院（村卫生站）提供常见病、多发病、慢性病、中医药防治及健康管理服务。

（3）提高基层医疗卫生机构服务能力

提升基层医疗卫生机构开展急诊抢救、二级以下常规手术、慢性病、老年病、中医、康复等医疗服务能力。通过外引内升、吸引留住、培训提高、有效激励等多方面措施，加强基层医务人员的能力建设。

（4）建立基层签约服务制度

实行基层医疗机构优先覆盖老年人、孕产妇、儿童、残疾人等人群，以及高血压、糖尿病等慢性病签约服务。推进居民或家庭自愿与签约医生团队签订服务协议。

（5）推进医疗卫生信息化整合

通过构建完善的区域人口健康信息平台、建立动态更新的标准化电子健康档案和电子病历数据库、构建基于人口健康信息平台的区域分级诊疗平台等信息化建设，逐步实现居民基本健康信息和公共卫生、医疗服务、医疗保障、药品管理、综合管理等应用系统业务协同，促进医疗卫生、医保和药品管理等系统对接、信息共享，推动建立综合监管、科学决策、精细服务的新模式。

（6）发挥医保政策调节作用，健全分级诊疗配套政策

发挥医保政策调节作用，将医疗机构落实分级诊疗职责和转诊情况与绩效考核和医保基金拨付挂钩。完善不同级别医疗机构的医保差异化支付政策，促进基层首诊。对于按规定转诊

的患者，在医保报销政策上给予倾斜。

综上所述，构建以健康为中心的医疗卫生服务体系，是深化医药卫生体制改革的需要，是建设海南省自由贸易港的需要。本项目主要集中在通过提高基层医疗卫生机构服务质量和效率、整合医疗卫生信息系统、医保战略购买等方面，同时配合政府同步推进医院改革以及分级诊疗等其他方面工作，助力推进以健康为中心的医疗卫生服务体系的构建，优化现有体系的运行机制，提高体系的运营效率和效果，优化卫生资源配置，提高卫生服务质量，减少城乡和地区间的差距，促进卫生服务的公平性和可及性，最终构建一个体制机制创新，医防相互融合，各机构各部门间高效协同，信息互联互通，以健康为中心的医疗卫生服务体系，更好地满足居民多元化、多层次的医疗卫生服务需要。

第三章　项目任务和规模

一、项目实施的必要性、迫切性、目的和意义

　　项目是落实海南自贸区政策的需要，充分利用中央对海南自贸区的"全面深化改革开发试验区""国家生态文明试验区"的战略定位政策，按照世界卫生组织提出的"以人为本的一体化服务"模式，全面采用新的卫生服务提供模式，是落实海南自贸区"继续深化医药卫生体制改革""健全改善民生长效机制"的需要。

　　我国政府与世界银行、世界卫生组织共同开展的《深化中国医药卫生体制改革——建设基于价值的优质服务提供体系》研究报告认为："中国的卫生服务体系需要向建立以强大的基层卫生服务为基础、以人为本和注重质量的一体化服务提供体系转型""该体系不仅将为公民提供更好的医疗服务，而且可

以从经济的角度提高服务的价值"，并建议对我国卫生领域资本投资的决策方式进行现代化改革，从以投入为基础的传统规划模式转变为根据各区域实际人口与流行病学状况规划资本投资。

海南省卫生事业虽已取得了较大的成绩，但仍存在大医院人满为患、小医院门可罗雀、基层医疗机构面临被边缘化的问题，老百姓看病难、看病贵的问题依然没有得到有效的解决。因此，启动本项目的建设势在必行。

项目建成后，将会促进海南省卫生事业向国际规范靠拢，促进海南省卫生事业向低成本、高质量的健康发展模式转变，能更好地满足人民群众美好生活的需要，卫生服务体系得到加强的各级医疗卫生机构运行效率会有所提高，群众个人就医负担会有所减轻，可减少因病致贫因病返贫现象，助力健康扶贫，为全面建成小康社会作出贡献。项目成功后，还可以发挥和利用特区先行先试优势，为全国医改提供生动的示范案例。社会效益也十分明显。

项目是提升卫生领域改革，满足人民群众对美好生活的需要。健康是促进人的全面发展的必然要求，是经济社会发展的基础条件。海南省基层医疗机构服务质量和服务效率不高，基层卫生技术人员激励政策不足，基层卫生人力资源配置的滞后性与医疗机构的迅速发展不相协调等问题已经严重制约基层卫生服务提高质量和效率。基层医疗卫生服务机构是医疗卫生服务体系的重要组成部分，是提供基本医疗和公共卫生服务的重要主体之一。项目旨在全面提高基层医疗服务质量和效率，满足人民群众日益增长的健康需求。基层医疗卫生机构服务质量和效率的提高，有助于减轻群众个人就医负担，可减少因病致贫因病返贫现象，助力健康扶贫，为全面建成小康社会作出贡献；同时通过发展健康产业，带动医疗旅游、康复养生等项目，推动海南经济发展，在国家"一带一路"倡议中发挥更大的作用。

综上所述，本项目能够进一步完善海南省以健康为中心的医疗卫生服务体系的建设，全面提高基层医疗卫生服务质量和效率，更好地为患者提供安全、有效、价廉和便捷的医疗卫生服务。因此，本项目是海南自贸区建设的迫切需要，也是人民群众对美好生活的需要，项目是必要的，也是势在必行的。

二、指导思想与建设目标

（一）指导思想

坚持正确的卫生与健康工作方针，以提高基层医疗卫生服务效率和质量为核心，以体制机制改革创新为动力，以家庭医生团队为抓手，加强基层卫生人力建设，推进医保战略购买和促进信息系统互联互通，把健康融入所有政策，进一步增强全省卫生与健康服务保障能力，全方位、全周期维护和保障人民健康，提高健康水平，显著改善健康公平。

（二）项目总目标

项目的总目标是在《"健康中国2030"规划纲要》目标的引领下，继续深化医疗卫生体制改革，创新体制机制，促进医防融合，进一步提高海南省基层医疗机构的服务质量和效率，满足海南人民群众日益增长的健康需求，持续改善人民群众健康水平。

项目的具体目标如下。

1. 改革机制体制，促进医防融合

建立富有活力的基层健康管理的工作机制，发挥医疗联合体的辐射作用，实现疾病预防控制与基本医疗深度融合，建立以家庭医生为纽带的慢性病健康管理工作机制，促进基本医疗卫生服务与公共卫生服务相融相促。

2. 加强基层医疗卫生人力资源建设

多举措加大基层卫生健康人才队伍的培训力度，探索科学合理的基层医务人员薪酬制度，确保基层岗位吸引力、稳定基层卫生人员队伍，促进基层卫生健康人力资源数量和质量双重提升。

3. 提高基层医疗服务质量和效率

重构以健康为中心的医疗卫生服务体系，建立基层质量监督机构和工作机制，定期对基层医疗服务质量进行监测和反

馈，加强基层医师临床知识和技能培训，制定多发病临床指南手册，持续提升基层医疗卫生服务质量和效率。

4. 促进卫生健康系统和医保信息系统的互联互通

整合现有信息化建设资源，实现基层医疗的医疗与医保、医疗与公共卫生的信息互联互通，借助健康医疗大数据应用研究，支撑卫生计生行政部门精准监管和科学决策，以及全民预防保健和信息共享。

5. 提高基层医疗保障服务能力

做好顶层设计，优化医保支付方式，创新支付方式，促进医疗保障与医疗服务融合，全面提高基层医疗保障服务能力，推进居民医疗保障水平逐年提高。

三、总体思路和主要措施

（一）总体思路

本项目拟利用世界银行贷款，通过实施供给侧改革，推进卫生健康系统体制和机制改革，促进医防融合，以提高基层医疗卫生服务提供的质量和效率为核心，以家庭医生团队签约服务为抓手，加强基层卫生人力建设，推进医保战略购买和促进信息系统互联互通，协同多方，形成合力，共同推动项目活动的顺利开展，从而达到降低卫生总费用、提高卫生健康服务体系服务质量和效率的目标，以更好地满足人民群众美好生活的需要，积极推动健康海南建设，服务于海南自贸区（港）建设大局，充分发挥和利用特区先行先试优势，为全国医改提供范本。

（二）基本原则

健康优先，协调发展。把健康摆在优先发展的战略地位，将促进健康理念融入公共政策制定实施的全过程，立足海南省情，大力引导全省居民加强自我健康管理，有效控制影响健康的危险因素，加快形成有利于健康的生活方式、生态环境和经济社会发展模式，实现健康与经济社会良性协调发展。

改革创新，科学引领。坚持政府主导，发挥市场机制作用，加强关键环节改革步伐，破除体制机制障碍，创新工作方法，改进工作措施。把握健康发展规律，发挥科技创新和信息化的引领支撑作用，构建具有海南特色的整合型健康服务体系，推动健康服务从规模扩张的粗放型发展转变为质量效益的集约式发展。

开放合作，联动推进。加强与北京、天津、上海、广东等发达省市的战略合作，推进国内外知名优质医疗资源落户海南帮扶共建。促进21世纪海上丝绸之路沿线国家与国家健康战略的对接融合，增进健康领域人文交流与文明互动，打造和谐的健康合作平台，助推健康海南建设发展。

公平公正，社会参与。强化政府责任，筑牢基层卫生基础，推动健康领域基本公共服务均等化，逐步缩小城乡、地区、人群间基本健康服务和健康水平差异，促进社会公平。发挥政府引导作用，促进全社会共建互动，形成全民参与健康生活的强大力量。

（三）主要措施

1. 动员居民参与

动员居民参与到卫生健康服务实践中，进一步提高全民健康素养。建立健全健康促进与健康教育体系，全面普及健康科学知识。加强学校教育力度，把健康教育作为所有教育阶段素质教育的重要内容。以中小学为重点，建立学校健康教育推进机制。大力开展健康素养促进行动和主题宣传活动，不断提高人民的健康意识和防护意识。完善全民健身公共服务体系，广泛开展全民健身运动，加强体医融合和非医疗健康干预，促进重点人群体育活动。对青少年、妇女、老年人、职业群体及残疾人等特殊群体的体质健康进行适度干预。

2. 强化健康治理和健康问责

在国家治理视域下，需要构建以政府为主导、多方参与、共建共享的协同化健康治理体系，持续推进健康治理体系与治理能力现代化，构建大健康治理格局。健康治理对应于政府、市场和公众三个参与主体。政府除了要建立高效的健康治理行政管理制度、有效的市场制度、社会动员制度和促进健康的社会监督体制，还要进行自身的内部监督。社会层面，建立广泛的社会监督机制。强化个人健康责任，提高全民健康素养，引导公众形成自主自律、符合自身特点的健康生活方式，有效控制影响健康的生活行为因素，形成热爱健康、追求健康、促进健康的社会氛围。

3. 调整服务模式

创新医疗卫生服务模式，构建专业公共卫生机构、综合医院和专科医院、基层医疗卫生机构"三位一体"的重大疾病防控机制，建立信息共享、互联互通机制，推进慢性病防治、治管整体融合发展，实现医防结合。建立不同层级、不同类别、不同举办主体医疗卫生机构间，目标明确、权责清晰的分工协作机制，不断完善服务网络、运行机制和激励机制，基层普遍具备居民健康守门人的能力。完善家庭医生签约服务，全面建立成熟完善的分级诊疗制度，形成基层首诊、双向转诊、上下联动、急慢分治的合理就医秩序，三级公立医院逐步减少普通门诊，重点发展危急重症、疑难病症诊疗、完善医疗联合体、医院集团等多种分工协作模式，提高服务体系整体绩效。加快医疗卫生领域军民融合，积极发挥军队医疗卫生机构作用，更好地为人民服务。

4. 加强各方协作

政府各部门积极配合卫健部门落实规划实施的相关保障。

财政部门加强经费保障和监督，不断完善各项保障政策，配合有关部门做好规划任务的落实工作。编制管理部门积极指导卫健部门用足用好编制政策，人力社保部门指导卫健部门做好人才招聘，为卫健人才队伍建设提供人力保障。建设、国土、规划等部门积极支持卫健部门做好重点项目建设。民政部门会同卫健部门共同推进医养结合工作。其他部门根据各自职能协助卫健部门实施好规划。统筹社会、行业和个人三个层面，形成维护和促进健康的强大合力。要促进全社会广泛参与，强化跨部门协作。要推动健康服务供给侧结构性改革，深化体制机制改革，优化要素配置和服务供给，补齐发展短板，推动卫生健康产业转型升级，满足人民群众不断增长的健康需求。

5. 营造支持环境

加强构建以健康为中心的环境建设。建立完善的重大疾病防控体系，加大基层疾病预防控制能力建设力度，形成与自由贸易港建设要求相适应的疾病预防控制体系。推进完成"东西南北中"区域的精神卫生中心和市县规范化的精神卫生机构建设，完成省结核病医院、省市县妇幼保健机构标准化建设，有条件的市县完成职业病防治机构建设。加强社会办医支持环境，简化审批程序，优化多元办医格局。

（四）实施步骤和路径

根据项目目标和衡量指标以及业主单位的实际情况，采取分批实施、分期投资、稳步推进的策略，项目实施期为 6 年，即 2020 年 10 月—2026 年 6 月。前期项目筹备工作计划于 2020 年 10 月完成，主要节点包括：项目评估（2019 年 10 月—2020 年 1 月）、项目谈判（2020 年 2 月）、世界银行执行董事会批准（2020 年 3 月）、项目协议签署（2020 年 6 月）。项目拟于 2020 年 10 月前生效并开始实施。2026 年 7 月准备完工报告和开展评价。

四、项目任务和规模

项目活动主要领域如下：

领域 1：改革体制机制，促进医、防融合

领域 2：强化基层医疗服务体系

领域 2A：加强基层卫生健康人力资源建设

领域 2B：提高基层医疗卫生服务质量与绩效

领域 3：卫生健康系统和医保信息系统的互联互通

领域 4：实施医保战略购买医疗服务，促进医疗与医保融合

领域 5：项目管理和技术援助

五、领域1：改革体制机制，促进医、防融合

（一）项目目标

通过协同多部门，形成合力，不断深化体制机制改革，创新服务方式，发挥医保经济杠杆作用，实现医防高效融合，完善以健康为中心的卫生健康服务体系建设，切实满足居民多层次的健康需求。

（二）项目活动

1. 完善以健康为中心的卫生健康服务体系建设

完善区域医疗卫生服务网络，提升区域医疗服务能力，建立市/县级与乡、村三级医疗机构的有效协作关系，改进区域内各级各类医疗机构间服务的分工协作机制，务实三医联动机制，突出强基层、筑牢网底的工作机制，选择 29 家试点社区医院开展试点工作，并进行总结、评价、推广项目成功经验和模式。项目拟开展技术援助活动确定实施方案。

（1）推进基本医疗保险按照参保人头总额付费改革试点工作

选取按人头医保总额包干预付制地区——三亚市进行试点，试行 2~3 年，逐步推广。加强中心卫生院建设，选择 1~2

家基础较好的乡镇中心卫生院进行机制体制改革，提升机构服务能力。通过医保支付方式改革和医联体的双向联合，有效推进分级诊疗制度实施。促进医疗机构实现"三个主动"，即主动控费，主动双向转诊，主动提高服务质量，实现"一个下沉，三个提高"，即优质资源下沉，基层医疗机构服务质量提高，服务效率提高，居民满意度提高。

（2）在试点地区开展医疗团队建设工程

拟制定医疗团队建设制度、建设目标、建设方案、建设资金等相关内容和工作机制，全面提高医师诊疗技术水平，实现常见病、多发病基层首诊率、基层疑难病例有效识别性和危重患者抢救成功率逐年提高等。

（3）开展分级诊疗制度与医保协同机制经验总结

对开展以医保支付为抓手的医疗与医保协同改革试点地区，进行系统分析，总结归纳存在的问题，并提出政策建议，提出可复制和可推广的经验借鉴。

2. 提出创新型的分级诊疗制度实施路径——"五方联动"模式

制定创新型的分级诊疗制度实施路径——"五方联动"模式即医保、医药、医疗机构、医务人员和患者五方全方位参与到分级诊疗制度的实施，选取 2 个市县开展试点工作。

撰写"创新型的分级诊疗制度实施路径"，即组建项目团队和技术支持团队。聘请国内外专家为项目提供技术支持，归纳总结国内外分级诊疗制度的相关政策、理论和实践研究，选派相关人员到国内外参观学习，借鉴成功经验。政府制定出台相关配套政策创新工作机制，更好地促进分级诊疗制度的实施。

选取部分市县开展"五方联动"模式的分级诊疗工作制度试点工作，试行2~3年，逐步推广。完善医疗服务体系建设，选择部分基础较好的乡镇中心卫生院进行改革试点，突破现有体制和机制的制约，加强能力建设，有效激励卫生院医务人员工作的积极性，理顺"五方联动"模式中各级医疗卫生机构的职责，利益分配、协同工作机制、人员流转方式等内容，实现基层首诊、分级医疗、双向转诊、上下联动的高效协同分工。

开展"五方联动"模式和分级诊疗制度相关知识专题培训、讲座和宣传活动。通过培训提高医疗机构管理者、医务人员和居民对相关政策的认识，确保医务人员对相关认识度明显提高，积极主动开展改革相关工作，居民认识到分级诊疗对于缓解看病贵看病难的有利作用，就医行为有所转变，居民到基层医疗机构就诊率明显提高。

3. 制定基本公共卫生服务绩效评价与家庭医生团队绩效挂钩的工作制度

公共卫生服务机构全面参与海南家庭医生团队建设，并通过该团队向公众提供预防服务。完善基本公共卫生服务评价体系，对基本公共卫生服务项目的质量和绩效开展检查评估，评估结果与家庭医生服务团队的绩效收入挂钩。

4. 家庭医生服务团队开展预约与随访服务

基本公共卫生服务与基本医疗服务均由对应的签约家庭医生团队提供。设立以签约居民为服务对象的签约门诊，签约对象在约定时段通过家庭医生团队预约就诊，并由家庭医生团队根据需要提供转诊等服务。项目提供资金支持家庭医生团队根据健康档案对有需要的居民开展入户随访与预防、医疗服务。

5. 整合现有的信息报送系统

建设全省基层统一综合报表业务系统，开发终端基本公共个案随访APP，建立与基层卫生信息系统的对接，为基层卫生人员减少重复的数据填报工作，提高工作效率，逐渐实现无纸化数据登记和报送。

6. 开发"增强型"基层慢性病管理服务包

基于国家临床指南，开展慢性病健康管理服务工程，研发适用于海南省的"增强型"基层慢病管理服务包，明确服务路径和操作。实现二级以上医疗机构公共卫生科室负责将确诊并治疗的慢病病例（主要是高血压、糖尿病和重点慢病），完全转诊到辖区基层医疗机构诊治，并由家庭医生服务团队负责随访及后续健康管理工作。同时，加强家庭医生团队对新发现病例的健康管理的能力。

7. 开展慢性病筛查项目及医养护一体化服务

建立基层高血压、糖尿病防治管理信息系统，统一规范全省高血压、糖尿病防治管理以及质量控制和监测评估体系。将基本医疗服务和基本公共卫生服务有机整合，利用居民健康档案，为签约对象提供个性化的医养护一体化服务，推进医防融合工作，提高海南省基层高血压、糖尿病防治水平。

8. 确定高风险人群，开展针对性健康教育

根据疾病筛查及评估结果，对高危人群进行健康教育。开发社区、乡镇健康教育服务包，由家庭医生团队为特定疾病的高风险人群进行有针对的健康教育，主要包括制作建设医学动画视频库，医学教育视频、健康巡讲、急救知识普及等。减少危害健康的高风险行为（包括烟酒使用），提高海南省居民健康素养，促进个人主动参与健康管理。

9. 开展卫生健康体制机制改革系列研究

主要研究有：创新型分级诊疗制度实施路径；基本医疗保险按照参保人头总额付费改革研究；构建以健康为中心的医疗服务体系研究；分级诊疗制度与医保协同机制研究；试点地区项目实施效果评估；以健康为中心的区域医疗卫生资源优化配置研究；基层医疗机构医养护一体化服务研究。

（三）项目产出

（1）提出创新型的分级诊疗制度实施路径；

（2）提出区域一体化医疗实施方案；

（3）总结试点地区实施效果，并推广成功经验；

（4）建立基本公共卫生服务评价和考核体系；

（5）建立家庭医生服务团队制度。

（四）项目规模

改革体制机制，促进医、防融合的投资：2，115.33 万美元（约 14，807.29 万元人民币）；

详见本报告附表1。

六、领域 2A：加强基层卫生健康人力资源建设

（一）项目目标

基层卫生健康人力建设是提升服务质量，提高体系运转效率的基石。2010 年 6 月，我国启动实施了农村订单定向医学生免费培养工作，重点为乡镇卫生院及以下的医疗卫生机构培养从事全科医疗卫生人才。海南医学院经过 10 年的探索与实践，已为基层培养了 1，215 名定向医学生，一定程度上缓解了基层卫生人才短缺问题。针对目前基层卫生健康人力服务质量不高，高层次人才引入难、留人难等现状，拟通过全方位实施基层人才建设工程，加强基层卫生人员专业技术和管理能力的培训；通过探索科学合理的医务人员薪酬制度，进行试点改革，确保基层岗位吸引力、稳定基层卫生人员队伍。

（二）项目内容

建设内容主要围绕"夯实基础—能力提升—建立机制"的思路，开展人员培训、师资培养、继续教育基地建设以及探索科学合理的基层医务人员薪酬制度等项目。

1. 卫生技术人员和管理人员培训

主要针对卫生技术人员、管理人员、高年资护士、健康管理师以及安宁疗护梯队人员等进行培训，夯实服务基础，筑牢卫生健康人力保障。

（1）村医培训

在保障基层医疗机构正常运转的前提下，每年遴选 600 名乡村医生进行轮流培训，逐步提升乡村医生业务能力，缩小乡村医生间的专业水平差异。项目建设期 6 年，总计培训 3,600 人。在此基础上，每年选派 50 名优秀村医赴发达省份进行经验学习与交流，拓宽视野。项目建设期 6 年，总计培训 300 名。

（2）基层卫生技术人员和管理人员培训

在保障基层医疗机构正常运转的前提下，每年遴选护士 357 名、村医 801 名、临床医师 82 名、管理人员 327 名进行线下专业技术和管理能力培训；依托华医网建设的海南省基层卫生人员能力训练管理平台及 APP 能力训练平台，对全省基层医疗卫生服务机构的管理人员、临床医生等卫生技术人员开展线上培训、在线考试，覆盖全省共 476 家基层医疗卫生机构；每年选派100名卫生专业技术骨干、100名基层管理人员（乡镇卫生院院长或副院长、社区服务中心主任或副主任）赴发达省市进行跟班学习；每年选派基层妇幼保健机构管理人员及业务骨干6人至发达国家进行短期（21天）交流学习。

（3）执业（助理）医师培训

针对执业（助理）医师考试通过率较低的现状，每年对300名执业（助理）医师进行考前培训，进一步提高执业（助理）医师能力考试通过率。在此基础上，每年选派5名住院医师赴国内发达省份进行交流学习。

（4）健康管理师考前培训

每年遴选300名医务人员参加健康管理师考前培训，依托项目培养一批健康管理师，作为家庭医生团队的主要成员。

（5）高年资护士培训

围绕基层健康服务重点，每年在我省二级以上医疗机构的相关慢病科室中遴选出300名40岁以上、护龄15年以上、取得中级以上职称、具有较强的沟通协调能力的高年资护士进行培训。培训后的高年资护士，服务于家庭医生团队，提高家庭医生团队服务质量。

（6）安宁疗护梯队人员培训

每年选派安宁疗护点梯队人员（包括疗护师资、医护人员、心理师、营养师、社会志愿者等）进行培训，加强梯队建设，提升社区、居家服务能力，提高终末期肿瘤患者生存质量。每年每季度培训 60 人次，年培训 240 人次。

（7）全科医生体系、护士康复与长期照护制度学习

每年组织基层卫健管理部门、医疗卫生机构医生、管理者及护士等人员各 20 名，赴发达国家进行全科医生体系、护士康复与长期照护制度学习，更新服务理念，提高服务能力。

2. 师资培养

（1）职业学校师资培养

每年遴选中等卫生职业学校老师 30 人进行师资培训，提升师资能力，提高基层卫生技术人员培养质量。

（2）优秀康复带教基层教师培训

每年遴选优秀康复带教基层教师 4 人赴境外培训。

（3）学科带头人培训

每年遴选学科带头人 30 人赴境外培训，每期 3 个月。

3. 继续医学教育基地建设

对照国家级继续医学教育基地管理办法，在海南省北部、南部区域各选择一家三甲医院或相关军队医院，分别对其符合条件的 1 个二级或三级学科进行建设。各支持 1,000 万元人民币，共计 2,000 万元人民币。建设周期为 6 年，结合申报标准，通过师资队伍建设、科研课题支持、科技奖项申报、培训教材编写、培训项目实施等方面的支持，使其达到国家级继续医学教育基地或国家级全科医学继续医学教育基地条件，在新理论、新知识推广方面辐射全省及周边省份，并完成全国继教

委员会交办的培训任务。

4. 探索设计科学合理的基层医务人员薪酬制度

通过探索建立基层医务人员绩效评价体系，设计科学合理的基层医务人员薪酬制度，在试点运行的基础上，总结经验，推动全省基层医务人员薪酬制度改革，充分调动基层卫生健康人员的工作积极性，提高基层岗位吸引力，稳定基层人员队伍。

（三）项目产出

（1）提高卫生健康专业技术人员技术能力；

（2）提高卫生健康管理人员管理能力；

（3）提升师资队伍能力；

（4）建设继续医学教育基地；

（5）探索科学合理的基层医务人员薪酬制度。

（四）项目规模

加强基层卫生健康人力资源建设的投资：4,002.92 万美元（约 28,020.41 万元人民币）；

详见本报告附表 1。

七、领域 2B：提高基层医疗卫生服务质量与绩效

（一）基层医疗卫生服务标准化建设工程

1. 项目目标

开发基层医疗临床指南方案，并持续对临床医师进行临床知识监测和反馈，持续提高基层医疗卫生服务的质量和效率。推出针对常见非传染性慢性疾病（糖尿病、高血压等）的临床方案和综合照护路径，以期进一步提高基层医疗卫生服务水平。

2. 项目活动

（1）基层医疗卫生服务标准化建设

成立我省基层临床指南、规范和慢性病管理方案制定部门，招募专职工作人员 5 人，通过外出考察学习、省内调研等形式，引进、制定适合我省基层医疗的慢病临床指南、临床路径，慢病、癌症管理方案；制定全科医师、家庭医生培训大纲，通过培训和实践不断完善，建立我省基层医疗卫生服务的标准化体系。

根据培训大纲开展全基层医疗服务系统培训和考核，每位学员培训 11 天，核心内容包括：家庭医生团队成员临床路径培训、家庭医生团队成员地方病培训、家庭医生团队成员心理

疾病培训、全科医师慢性病及老年人健康规范化管理培训、全科医师抗菌药物合理应用培训等。每年培训我省全科医师和家庭医生900人。

建设完成我省系列慢病管理方案。基层医疗卫生服务标准化办公室通过组织专家外出考察、召开方案制定会、专家组论证会等形式，5年内完成"慢性病管理及提高癌症患者生命质量的长期照护方案""社区慢病（老年人）患者的长期照护方案""癌症患者的姑息照护项目"。方案建设与信息系统结合，通过方案中标准化流程和指标设定，推动慢病规范化管理，达到数据信息实时收集、有效分析、科学评价，提升全科医师、家庭医生诊疗水平，逐步实现基层医疗质量同质化。

（2）基层医疗临床知识测试开发项目

组织国内外专家制定适用于基层的常见病、多发性疾病病种，从中选择测量优先案例，制定适用于基层医疗机构的临床诊断和治疗方案，定期对临床知识进行测试并及时反馈。

临床知识测试优先项目内容基线调查。组建专家团队，通过调查问卷、定性访谈、在线问卷等方式收集基线数据，了解家庭医生团队的临床知识技能测试及培训需求。

引入临床知识测试工具及其本地化研究项目及试点研究/租用临床知识测试工具及数据分析平台（世界银行技术援助项目，遴选咨询专家及合作团队）。

定期对全科医生团队开展系列临床知识测试、反馈，并适时开展相关临床指南使用培训（包括线上、线下培训）；对国内出版的常见病及多发病的临床指南进行复习并对其相关循证医学新进展进行相应的培训等内容。

3. 项目产出

（1）完成全省所有全科医师、在职家庭医师系统培训；

（2）制定基层医疗机构常见病和多发病临床指南目录；

（3）基层医务人员临床诊断和治疗方案符合率显著提高。

（二）提高基层医疗卫生服务利用率

1. 项目目标

优化基层医疗服务模式，建立高效的基层医疗卫生服务队伍，全面提高基层医疗服务利用率。

2. 项目活动

（1）实施家庭医生团队签约绩效评价工作

开展家庭医师绩效评价和测量工作，先选取部分市县进行试点，并对试点进行评估和总结，逐步推广到全省。

（2）通过 PDCA① 持续改进医疗服务质量，提高照护质量。

开展公众满意度测量和反馈项目，如医患沟通能力提升项目、公众满意度快速反馈环 App 项目、慢性病病人健康教育等项目，持续改进医疗服务质量，提升公众满意度和获得感。

---

① 即计划（Plan）、执行（Do）、检查（Check）、处理（Act）

（3）开展家庭医生团队质量评估与监测工作

制定家庭医师绩效评价指标体系，依托现有的省级质量评估管理机构，将医疗质量监测拓展至全省基层医疗卫生机构。逐步建立起固定的省、市县级医疗质量评估的专家团队，乃至管理机构。定期对家庭医生服务团队进行医疗服务质量评估，打分排名并向社会公示，逐步提高家庭医生团队临床预防与诊治水平。

3. 项目产出

（1）居民家庭医生团队签约比例提高；

（2）引入患者满意度评价工具；

（3）公示家庭医生团队绩效评估。

（三）加强医疗卫生服务质量管理和绩效监督

1. 项目目标

通过持续监测和评价基层医疗卫生服务质量，建立家庭医师团队服务绩效评价，实现基层医疗服务质量持续改进，管理水平持续提高。

2. 项目活动

建立基层医疗质量监测评估（督导）机制。

（1）对基层医疗卫生服务机构进行动态监测

建立专门的基层医疗卫生质量监管队伍，对基层医疗卫生服务机构进行动态监测。省质控中心委派专人开展基层医疗质量管理工作，设立专人负责服务医疗质量监管工作，并管理市县级医疗机构医疗质量评估小组/委员会工作。

（2）实施基层医疗质量监管（督导）小组质量评价

基层医疗质量监管（督导）小组会同本地医疗质量管理咨询专家，使用临床知识测试工具，每季度对家庭医生团队的工作质量进行评价。

（3）临床知识测试系列项目

组建专家团队，通过调查问卷、定性访谈、在线问卷等方式收集基线数据；对基层医疗机构家庭医生团队服务提供者的诊疗表现进行测量和评判。对国内出版的 31 个临床指南进行复习并对相关循证医学新进展及进行相应的培训、专家团队的遴选等内容。

3. 项目产出

（1）形成基层医疗质量监测评估（督导）长效工作机制；

（2）制定基层医疗机构绩效测量评价体系。

（四）为基层医疗机构添置设备，促进服务高效开展

为确保基层医疗机构顺利开展医疗卫生服务工作，根据需要购买药品冷藏柜、心电图机等相关医疗诊疗设备。

（五）开展卫生健康科技教育科研课题研究

具体包括：海南省医教协同机制研究；海南省住院医师规

范化培训质量控制体系研究；海南省全科医生岗位吸引力研究；海南省家庭医生签约服务效果评价研究；以人为中心的海南省基层健康服务绩效评价体系研究。

（六）开展环境社会安全保障工作

包括在基层医疗机构中采取并实施危险品和废物管理措施，干预和管理社区健康风险等。

（七）项目规模

提高基层医疗卫生服务质量和效率的投资：4,251.95万美元（约29,763.64万元人民币）。

详见本报告附表1。

八、领域3：卫生健康系统和医保信息系统的互联互通

实现卫生健康信息系统和医保信息系统的互联互通，是提高整个体系运行效率的重要保障。基层医疗卫生云服务平台是提升基层医疗卫生服务能力和可及性的重要保障。基层医疗卫生服务机构主要以提供基本医疗和公共卫生服务为主，省级全民健康信息平台所需要的医疗服务、公共卫生服务、传染病防控和医疗保险服务等相关数据需通过基层医疗卫生云服务平台进行采集，以实现整个系统信息的有效整合和利用。实现两个

系统的互联互通不仅能够有效提高基层医疗服务的工作效率，同时也是实现全民健康信息互联互通的重要保障。

二、三级综合/专科医院建设基于相同结构电子病历为核心的医院信息系统中有大量的信息是省级全民健康信息平台需要进行采集、整合和利用的。国办发〔2019〕4号文件和国卫办医发〔2019〕23号文件明确提出：二、三级公立医院绩效考核是加强公立医院管理的一体化工作。国家卫生健康委将拓展国家三级公立医院绩效考核信息系统功能，支持二级公立医院绩效考核工作。到2020年，基本建立较为完善的三级公立医院绩效考核体系，在全国启动二级公立医院绩效考核工作。因此，做好二、三级综合/专科医院建设基于相同结构电子病历为核心的医院信息系统建设是深化公立医院改革的迫切需要，也是提高整个医疗卫生服务体系效率的有效手段。

建设基层医疗卫生云服务平台。二、三级综合/专科医院建设基于相同结构电子病历为核心的医院信息系统建设的互联互通是实现医疗健康信息整合和综合管理的基础，项目将在此基础上进一步完善我省医疗健康信息整合和综合管理的能力建设、全省范围内跨区域、跨层级、跨业务系统的医疗健康信息整合和数据共享、信息基础和安全建设，最终确保整个系统的高效运营，为卫生综合管理和医改提供完整数据支撑。

（一）项目目标

项目拟在我省现有全民健康信息建设的基础上，以提升基层服务质量和服务效率为目标，整合完善相关信息资源，打破信息孤岛和信息碎片化格局，实现省级信息平台与基层信息平台和二、三级综合/专科医院建设基于相同结构电子病历为核心的医院信息系统的互联互通，基层信息平台的医疗与医保、医疗与公共卫生等信息互联互通，提高我省基层卫生健康服务效能。并借助健康医疗大数据应用研究，支撑卫生计生行政部门精准监管和科学决策，以及全民预防保健和信息共享。

具体目标如下：

①建设基层医疗卫生云服务平台。拟在现有的基层医疗机构管理信息系统的基础上，利用项目资金整合医疗和公共卫生信息系统和数据资源，突出便利化和业务协同，提升基层医疗卫生的服务质量、能力和可及性。

②支持二、三级综合/专科医院建设基于相同结构电子病历为核心的医院信息系统建设。拟利用项目资金使行政主管部门在医院信息系统建设中对体系架构、标准规范、互通共享等方面有充分的话语权，确保真正落实，促进和引导二、三级医院按照国家关于医院信息化的相关要求和标准开发和完善信息系统建设，实现我省二级医院电子病历应用水平4级以上，三级医院电子病历应用水平5级以上，互联互通成熟度达到4级水平，提升从基层到二、三级医院及公共卫生服务机构的信息互通共享和整合利用水平，提高医疗卫生整体信息化支撑能力。

③全省范围内跨区域、跨层级、跨业务系统的医疗健康信息整合和数据共享，为卫生综合管理和医改提供完整的数据支撑。

④信息基础和安全建设。建设海南基层医疗服务网（租赁5年）和行业威胁感知分析监管平台，保证基层医疗服务系统平稳运行，医疗健康信息安全可控。

（二）项目活动

1. 基层医疗卫生云服务平台

①支撑基层基本医疗服务——包括但不限于分级诊疗体系建设、检查/检验集中诊断应用、基层临床诊断知识库/AI 辅助诊疗等；

②支撑基层基本公共卫生服务——包括但不限于建立各类传染病、高血压、糖尿病、老年病、肿瘤、精神卫生、妇幼健康、免疫接种、健康危险因素等主题库，支持专病专治，专档分类管理；

③支撑基层综合管理——包括但不限于基层医疗质量和公共卫生服务管理、基层人力资源和绩效管理、基层医师规范化培训/继续医学教育管理、智慧医疗卫生服务管理、统一的基层业务报表管理等。

2. 基于电子病历的医院信息化建设

①支持全省 15 家市县中医院建设基于中医电子病历的医

院信息系统；

②支持 10 家二级、三级综合医院建设基于电子病历的医院信息系统；

③在海南省基于电子病历的区域妇幼保健医疗机构信息云平台项目（一期）基础上，支持没有基础的 5 家市县妇幼保健机构通过云平台实现信息化管理和服务；同时，依托云平台，建设全省统一、互联共享的危重孕产妇及儿童救治信息系统，覆盖全省所有孕产和儿童救治机构。

3. 医疗健康信息整合和综合管理

①基层医疗卫生云服务平台与基层医疗机构管理信息系统的数据和业务整合；

②基层系统通过省级全民健康信息平台与二、三级医院及各相关公共卫生服务系统的数据交换和业务整合；

③基层系统与医保业务的数据交换和业务整合；

④建设全省卫生健康综合监管系统，重点建设海南省医改监测系统和医疗质量管理信息系统。

4. 信息基础和安全建设

①全民健康信息平台数据采集及处理系统。包括医疗服务总线等核心组件、中间件和管理应用系统；医疗健康数据采集与交换一体机部署在基层医疗卫生云服务平台和二、三级综合医院、专科医院、民营医疗机构，实现数据对接和服务协同。

②部署全省农村卫生室云桌面终端。建设 2,665 个云桌面

终端，覆盖全省基层农村卫生室，实现业务系统的集中部署、集中管理。

③建设全省卫生健康行业威胁感知分析监管平台。建设覆盖全省卫生健康行业的信息安全威胁感知分析监管平台，并向专业信息安全机构购买安全运营服务，最大限度地保证业务信息系统和个人医疗健康信息（隐私）的安全。

④构建全省基层医疗服务网（租赁 5 年）。建设省、市、县（区）卫生健康行政部门至基层医疗机构专用网络，包括全省各级卫生健康委、220 家乡镇卫生院和 2,665 家村卫生室（社区卫生服务中心、站）。由于目前政务外网仅部署到市县及少部分乡镇，还没有全部覆盖，加之行业的特殊性（如村卫生室、民营、其他私立医疗机构）能否加入政务外网，目前省大数据局尚无明确的定论，且政务外网的部署推进进度暂无法得到保证。因此，基层医疗服务网的建设虽优先考虑在政务外网中部署，但目前只能先考虑利用国家三大电信基础运营商（电信、移动或联通）的资源进行建设（租用），后续根据实际情况再行调整。

⑤为 155 家乡镇卫生院配置健康小屋，用于辖区居民的自助健康管理。自助设备采集到的健康体检信息自动上传到基层医疗卫生云服务平台并进入个人健康档案，为居民个人和医疗机构开展健康管理提供参考和借鉴。

⑥给乡镇卫生院配置家庭医生随访包，用于家庭医生开展

辖区居民的上门随访服务。家庭医生随访包可为家庭医生、社区医生、村医等基层医疗服务人员提供进行健康管理随访服务的便捷诊察工具，能够实时采集存储健康体检数据，为城乡居民建立电子健康档案。为智能化健康体检配置设备：血压计、血糖仪、血红蛋白分析仪、体温计、尿液分析仪、心电分析仪、平板电脑、二代身份证读卡器、蓝牙打印机等智能化健康体检设备。其中：中心卫生院按 4 个/家配置，一般卫生院按 2 个/家配置，合计 580 个随访包。

（三）项目产出

到 2025 年，卫生健康系统和医保信息系统实现互联互通，共有以下七大产出。

1. 基层医疗卫生服务方面

一是建立统一完善的基层医疗卫生服务信息化支撑体系，打通医疗与公共卫生的业务壁垒，形成数据和业务在基层的汇聚；二是支撑医联体和面向基层的检查/检验集中诊断应用，配合基层临床诊断知识库/AI 辅助诊疗手段，提升基层的医疗服务能力和水平；三是通过分类主题库建设、信息主动推送和智慧健康管理等手段，细化和规范公共卫生服务模式、服务流程，创新考评机制，切实提高公共卫生服务的质量和效益。四是提升基层人力资源、绩效、培训和继教管理水平，统一、规范并自动采集基层各类业务报表，切实为基层减负。

2. 在医院信息化方面

一是解决二、三级医院信息化参差不齐的问题；二是解决基层医疗和公共卫生服务所需的信息来源问题；三是解决二、三级医院对基层医疗机构业务指导不畅问题；四是解决分级诊疗体系建设信息技术支撑问题。

3. 在信息整合方面

打破行业内部数据壁垒，全面整合应用，提升数据价值，为服务应用提供数据支持。

4. 在综合管理方面

通过医改监测系统，对医保覆盖率、医保报销比例、医疗救助人次与金额等监管专题，开展月度、季度、年度性的监测对比，综合反馈医改整体进程，实现监管层对医改进展核心监测；通过医疗质量管理信息系统，实现对区域内医疗质量的客观分析，提供科学的绩效管理和医疗质量评价手段，有效降低医疗安全风险，控制医疗费用不合理增长。

5. 在信息基础建设方面

一是解决基层农村卫生室（服务网底）的信息基础设施和应用能力不足的问题；二是解决省内卫生健康数据难以汇聚、全民健康信息枢纽不畅问题；三是解决全民健康信息化通道问题。

6. 信息安全建设方面

实现对全省卫生健康行业网络与信息安全的集中、全面、深入监测，及时发现安全隐患和威胁，形成提前预警、实时发现、及时响应、跟踪处理的闭环工作流程，确保网络和信息安全。

7. 在智慧服务方面

整合基层系统与基于全民健康信息平台的智慧医疗服务信息平台，以居民电子健康档案为核心，以居民健康卡为纽带，实现全省范围内所有医疗机构之间以电子病历、居民电子健康档案为基础的健康数据互联互通；并为群众提供疾病预防、预约就诊、自助缴费、康复指导和健康管理的一体化便民服务。

（四）项目规模

信息化建设的投资：5,922.98万美元（约41,460.88万元人民币）。

详见本报告附表1。

九、领域4：实施医保战略购买医疗服务，促进医疗与医保融合

（一）项目目标

推动海南"三医"联动改革，形成"相辅相成，协调发展"的运转格局，优化医保运行机制，创新医保支付方式，最

终提升海南基层医疗保障水平，促进医疗保障与医疗服务融合，形成可复制、可推广的海南省医疗保障经验。

（二）项目活动

1. 家庭医生绩效项目

选取部分市县进行试点，对试点进行评估和总结，逐步推广到全省。该领域的实施可以加强省医保局的医保战略购买能力，提高家庭签约医生工作的积极性，有效落实分级诊疗，提高基层医疗卫生服务体系的效率。

2. 医疗保障能力建设项目活动

交流考察：开展医疗保障法制化、标准化、支付方式改革、门诊统筹、医保基金监管、信息化建设等领域的交流考察（注：交流考察分国内、国外两类，国外部分由项目办统一列支）；

学习培训：开展医保领域各项能力的学习与培训，包含师资、管理职能、经办技能等岗位胜任力的学习与培训。

3. 知识管理和应用研究

以项目活动为中心，对基层家庭签约医生绩效指标年度动态管理、医疗医药服务管理、以医联体为中心的支付方式改革、长期护理研究、医保治理等应用知识项目给予支持。

（1）家庭签约医生绩效指标年度调整项目

在项目初期促使家庭签约医生服务数量显著提升，在项目中后期家庭签约医生工作服务内涵质量明显提高，开展家庭签约医生绩效年度指标的评估与再设计。确保重构以健康为中心的海南医疗卫生服务体系目标实现。

（2）医疗医药服务管理项目

围绕完善海南省医保目录和支付标准动态调整机制，健全适应分级诊疗管理和医联（共）体建设的医保支付方式，推进医疗服务价格改革等医疗医药服务管理项目，开展应用性研究，重构以健康为中心的医疗卫生服务。

（3）长期照护保险制度建设项目

通过个人服务、执行协议等方式，开展商保机构参与长期照护保险制度试点，探索委托管理、购买以及定制照护服务和照护产品等方式，发挥各类社会力量的作用，提高经办管理服务能力，提出可复制推广的长期照护险政策文件及措施建议。

（4）医疗保障治理应用性研究

针对项目实施过程中遇到的难点问题，通过个人服务等方式，开展应用性研究。提出制定医疗保障政策文件及措施的建议；总结归纳本基层医疗保障的做法与经验，形成可复制、可推广的海南经验。

4. 常规活动支持

组织开展项目启动实施前的各项调研、会议、专家咨询、方案确定等工作。对实施中的项目开展项目启动会、评估评审会、督导会及总结会和季度项目工作推进会。专人负责开展项目工作相关的日常协调沟通、会议筹备、进展报告等文稿撰写、监测信息的收集、日常交流等工作。采购必要的办公设备，保证项目工作委员会各子项目管理工作的质量和效率。主要有以下几方面。

①工作人员购买服务；

②经办部费用；

③项目活动办公设备、货物采购费用。

（三）项目产出

①实施家庭签约医生按绩效支付。

②门诊统筹制度得到优化。

③高危人群重点疾病筛查付费工作顺利。

④基层医疗保障服务的管理能力提升。

⑤长期照护制度出台。

⑥海南医疗保障治理体系和治理能力建设系列报告。

（四）项目结果

①基层医疗保障水平进一步提升。

②基层医疗服务医保支付方式明显优化，形成可复制可推广的海南医疗保障管理经验。

③基层的医疗保障支撑能力、业务能力、监管能力全面提升。

（五）项目规模

医保战略购买高质量的基层医疗服务的投资：4,306.83万美元（约30,147.78万元人民币）.

详见本报告附表1。

十、领域5：项目管理和技术援助

项目管理和技术援助预算为1,400万美元，由项目办安排使用。主要包括项目管理费用、项目研讨会费用、技术援助费用（含顶层设计）等。

（一）项目执行过程中的管理

1. 组建项目办

组建项目办包括租赁办公场地、购买办公设备、聘请专职人员、聘请个人咨询专家和项目专家等。

2. 年度计划的制订

结合项目实际进展和需要，分年度制订活动计划。

3. 年中督导

每年与世界银行共同开展2次联合督导，并根据需要开展不定期督导。了解项目阶段进展及亟须解决的问题，提出针对性的改进意见和建议。

4. 年度监测评价

每年开展 1~2 次结果框架指标收集分析工作。利用现有信息监测系统，委托第三方对项目结果框架指标进行收集分析。

5. 项目中期评估、项目结果评价的设计、准备、招标、组织落实

在项目实施的第 3 年、第 6 年，由省项目办按照年度活动计划，选聘第三方评价机构，对项目中期和项目结果进行效果评价，总结项目取得的结果、成效、影响及其可持续性分析。

6. 产出支付的指标验证

项目办通过招标选聘或根据相关程序指定独立验证机构实施。验证周期为每年一次。

（二）咨询服务采购任务

应用研究课题的招标、评标；进展监督、结果验收。

①项目办和项目专家组根据每年的年度活动计划，组织撰写应用研究课题的工作任务书，明确研究背景、研究目的、研究内容、产出、研究期限、专家资质要求、研究团队要求等。

②招标采购。按照相关程序招采应用研究课题的咨询专家。

③制订并提交研究工作计划书（暨实施方案）。

④专家评审。

（三）经验交流

承办各类型经验交流会、研讨会、专题调研活动等。

经验总结和宣传推广（即知识管理）：项目实施过程中及时收集汇总项目形成的关键阶段产出、好的经验做法、有效的管理措施、取得的重大效果等，提炼形成可复制可推广的经验，并通过各种方式进行展示传播，为后续项目实施或其他项目和国家提供借鉴。具体活动包括以下几个方面。

1. 国际研讨会及医改国际经验交流

适时召开国际研讨会。引入国际上先进的医改经验，将本项目好的经验做法向国际推广。

2. 国内经验交流

从项目实施的第二年起，每年开展1~2次大型医改经验的总结交流会以及现场考察学习等活动，开展医改政策及做法研讨、相关能力培训等，推广我省医改创新的经验。

3. 基层实践交流

每年开展1~2次以省内交流为主的基层实践学习交流。构建基层项目实施机构的交流互通机制，分享各地的实践经验、适宜技术等。

4. 项目成果展示

在项目实施中后期，制作项目宣传片（包括1个项目整体宣传片和若干专题宣传片），同时通过撰写报告、典型案例研究等方式展示推广项目成果。

（四）技术援助

加强技术支持，确保项目实施和项目管理活动的开展。技术援助重点支持的领域包括：

1. 为支持项目设计和实施的关键技术援助活动提供资金

①设计、实施和定期更新指南、临床知识测试、测量和分析工具。支持基层医疗机构人员积极参与到基于问题解决的学习中去，以提高基层医疗机构的临床医疗质量；

②设计和实施基于绩效的家庭医生团队支付。支持开发数据分析指南，用于追踪绩效，发现问题并支持省卫健委和省医保局针对问题提出基于证据的解决方案；

③开发海南省医联体发展战略。支持建立以人为本的整合型医疗服务体系，将基层医疗机构和二、三级医院相联系，建立双向转诊制度。支持探索跟海南情况相适应的医保支付方式以促进以基层医疗机构为核心的以人为本的整合型医疗服务体系的建立；

④支持公共卫生和基层家庭医生签约服务筹资和管理改革。支持分析如何通过基本公共卫生和世界银行项目更好地使用现有的拨付给基层的财政资金以提供高效率和高质量的基本医疗服务；

（5）支持开发海南省长期护理保险战略。促使医疗服务和社会服务无缝衔接，支持省医保局建立一项新的保险（海南省长期护理保险）来为老年人的服务提供资金支持；

（6）支持在项目期间开展三次高血压和糖尿病调研（基线、中期和末期）；

（7）支持确立健康风险管理和行为改变战略，有效地解决和气候相关的健康危害问题和开展慢性病管理问题，尤其要重点解决少数民族地区的此类问题。

2. 支持省卫健委和省医保局在卫生部门发挥强有力的管理作用

项目支持建立海南省卫生发展研究中心，作为各厅局卫生政策制定的支持机构，主要但不限于为省卫健委、省医保局和省食药监局提供政策支持。该中心由一所领先的医学院提供技术支持，主要任务是加强高级政策分析和制定/调整实施策略。该中心还将在项目实施期间负责多项项目监测和评估活动，包括过程评估，实施研究和基于行政数据和快速调查的独立评估，以从实施中汲取经验教训 。

3. 支持具体的项目管理活动

包括实施协调、技术支持、信托尽职调查、环境和社会保障承诺的履行、能力建设、日常项目管理活动（省级、市县级和医疗机构）和年度报告。该项目还将支持学习、知识传播和交流。

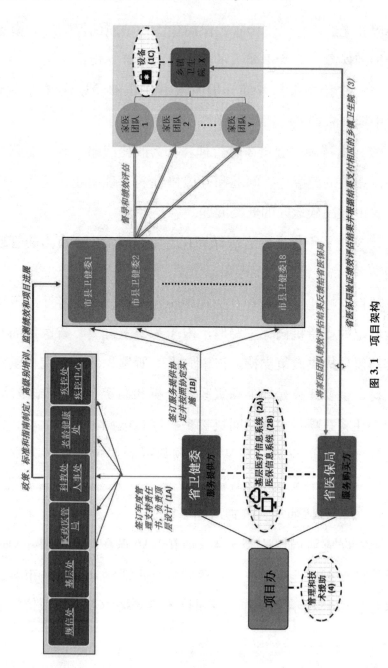

图 3.1 项目架构

第四章　项目监测评价

一、监测评价的目的

监测项目执行过程，开展项目中、末期评价，测量项目影响。通过实时跟踪监测项目进展与结果、评价实施效果，使项目领导小组及各级项目办公室能够及时了解项目的进展，发现实施中的问题，总结经验教训，提出应对策略和措施，为项目管理决策提供依据，提升项目管理能力。

二、监测评价的构成

（一）日常监测

1. 督导

项目督导是日常监测的重要方式和手段，其目的是实时了解项目实施过程中的需求、问题等，保证项目顺利实施。项目督导将重点关注过程性指标（项目年度活动实施的数量与质量），撰写半年度进展报告、现场督导评价报告等。

每年与世界银行共同开展 2 次联合督导，并根据需要开展不定期督导。了解项目运行进展以及亟须解决的问题，提出针对性的改进意见和建议。

2. 进度监测

监控项目活动的实际进展，收集反映项目进度实际状况的信息。

3. 专题监测

对项目的重点活动或者特定领域进行专题监测，定期收集项目监测评价指标数据。

（二）项目评价

1. 项目中期评价

了解项目的中期进展，总结项目的经验做法，提出进一步完善项目实施的意见建议，为项目后期调整提供客观依据。

2. 项目末期评价

对已实施完成的项目目的、执行过程、效益、作用和影响进行系统的、客观的分析。

3. 专题评价

根据项目需要，针对项目实施涉及的重点活动任务、关键技术、典型经验等进行专题评价，进行深入分析研究，以便达到跟踪重点任务完成效果、解决关键技术问题、提炼经验做法的目的。

三、监测评价的实施主体及职责

项目定期督导由世界银行与省级项目管理部门协商共同开展，不定期督导由省级项目管理部门根据项目需要开展；项目日常进展监测由省级项目管理办公室和市县级项目管理办公室共同完成；项目结果监测评价将根据需要招聘独立第三方进行阶段效果、最终效果及影响分析与评价。

1. 省级项目领导小组

对项目各项管理活动（督导、技术支持、指标收集、绩效评价等）进行统筹规划，包括明确监测周期、收集方法、工作模式与流程等。

选定项目效果评价的第三方机构。

根据日常监测及督导情况，密切关注项目出现的问题或者面临的重大调整，为项目决策做好风险预警并提供解决问题的参考建议。

2. 省级项目管理办公室

①协调监测督导涉及的各相关部门。

②开展省内监测工作。包括设计监测的关键活动、确定监

测指标、收集数据等，便于项目管理、过程监测以及督导进展报告的撰写等。

③配合第三方评价机构完成数据收集、现场调研，实施项目阶段评价和终末期评价。

④负责组织开展本省项目基线调查，以便进行项目前后的比较。

⑤负责起草第三方评价机构工作任务书、执行采购程序等。

3. 市县级项目管理办公室

开展县域内项目监测工作：包括项目进展监测、监测指标的收集与报告等。

配合省级项目管理办公室，组织开展本县域内项目基线调查，以便进行项目前后的比较。

配合第三方评价机构完成数据收集、现场调研等工作。

4. 第三方机构

负责制定详细的评价方案，实施阶段效果、最终效果及影响分析与评价等工作。

第五章　组织管理

一、管理机构

为保障项目的顺利实施，项目在省级和市县级层面分别建立项目领导、管理和技术支持体系。

（一）省级项目组织机构

组建省级项目领导小组、项目管理办公室、项目专家组，并构建各组织之间的协调和运行机制，推动项目实施。

1. 省级项目领导小组

由省发展改革委员会、省财政厅、省卫生健康委员会、省医疗保障局、省社会保险服务中心（省医疗保险服务中心）组成。负责项目准备和实施过程中的重大决策，协调各有关部门解决项目准备和实施过程中的重大问题。

2. 省级项目管理办公室

设在省卫生健康委员会，由省发展改革委员会、省财政厅、省卫生健康委员会、省医疗保障局、省社会保险服务中心（省医疗保险服务中心）选派人员组成。负责本项目的组织、协调、监督和管理，确保相关任务的落实和预期目标的实现。组织项目督导、监测与评价、支付关联指标验证、知识管理、提供技术支持、协调组织各方开展项目相关活动。

3. 省级项目专家组

聘请具有项目领域相关专业技术以及项目交叉领域的专门知识（如监测评价、技术援助等）的专家，为项目实施提供技术指导和支持。

（二）市县级项目管理机构

设立市县项目办，负责本市县项目活动的组织、协调、监督和管理，确保相关任务的落实和预期目标的实现。

二、项目管理

（一）项目前期工作

项目前期委托海南医学院进行项目方案设计，并按规定编制项目可行性研究报告报省发改委审批。同步需进行环境与社会影响评价。

（二）计划管理（多规合一）

本项目获批后，还需列入海南省"十四五"规划。

（三）财务管理

本项目实施资金来源为申请世界银行投资项目贷款及省配套资金，资金实行报账制，即先实施、后报账提款。省级财政部门负责项目的资金管理，项目办负责项目的日常管理并参与资金管理。应设立世界银行贷款资金专用账户，实行统一管理，统一使用；单独记账，单独核算，单独报账；项目资金专款专用，接受上级部门检查、监督和审计部门审计。本项目将另行制定单独的财务手册并严格执行。

（四）物资管理

项目办应安排人员负责项目物资的计划管理、贮运、调配使用等工作，妥善使用和管理项目物资，防止变卖、失盗、流失。遵循世界银行和国内采购制度政策，实施项目物资采购，按规定标准分配。本项目将另行制定单独的财务手册并严格执行。

（五）工程技术管理

本项目主要为软技术管理，涉及的工程技术管理主要为信息化建设所需要的工程技术，具体待信息化子项目实施前另行予以论证。

三、设施配置

本项目设施主要为信息化建设所需要的设施，具体待信息化子项目实施前另行予以论证。

四、实施组织

（一）项目法人

项目执行机构为海南省卫生健康委员会、海南省医疗保障管理局和海南省社会保险服务中心（医疗保险服务中心）。

1. 海南省卫生健康委员会

海南省卫生健康委员会主要职责包括：拟订并组织实施全省卫生健康发展规划和政策，统筹规划全省卫生健康资源配置。协调推进深化全省医药卫生体制改革，组织深化全省公立医院综合改革。承担全省医疗健康产业和康养产业协调推进工作。深化医疗领域对外开放，推进国际国内医疗资源合作，加强军地在医疗服务领域的统筹发展。制定并组织落实全省疾病预防控制规划、免疫规划以及严重危害人民健康公共卫生问题的干预措施。负责卫生应急工作。组织拟订并协调落实应对人口老龄化政策措施，负责推进全省老年健康服务体系建设和医养结合工作。组织实施国家药物政策和国家基本药物制度，组织开展食品安全风险监测，依法制定并公布食品安全地方标准。负责职责范围内的公共卫生的监督管理，负责传染病防治监督；牵头做好全省控烟工作。制定本省医疗机构、医疗服务行业管理办法并监督实施，制定并组织实施医疗服务规范、标准和卫生健康专业技术人员执业规则、服务规范。负责全省计划生育管理和服务工作，指导省计划生育协会的业务工作。指导市县卫生健康工作，指导基层医疗卫生、妇幼健康服务体系和全科医生队伍建设。组织实施卫生健康管理相关科研项目，推进卫生健康科技创新发展。组织实施全省传承发展中医药事业工作。负责省保健对象的医疗保健工作，负责重要会议与重大活动的医疗卫生保障工作。承担省爱国卫生运动委员会日常工作等。

2. 海南省医疗保障管理局

海南省医疗保障管理局主要职责包括：贯彻执行国家有关医疗保险、生育保险、医疗救助的法律法规和政策规定，研究拟订海南省医疗保障相关政策、规划、标准、办法并组织实施；负责监督全省医疗保障基金征缴（拨付）、支付、管理和运营；负责指导全省医疗服务价格管理；按管理权限，承担医疗服务价格的制定和调整；负责指导、监督全省医疗保障支付标准谈判和调整以及药品、医疗器械和医用耗材的联合采购、配送和结算管理；负责监督定点医疗机构服务行为，稽查稽核医疗费用；负责推进全省医疗保障信息系统的规划和建设工作等。

3. 海南省社会保险服务中心（海南省医疗保险服务中心）

海南省社会保险服务中心（海南省医疗保险服务中心）是省政府直属的省级社保医保经办机构，业务上分别接受省人社厅、省医保局政策指导、管理和监督，并受其委托和依法管理全省社会保险（含养老、医疗、失业、工伤四项社会保险）和职业年金经办业务，承担部分行政职能。

（二）招标投标

采购内容包括设备采购、信息系统采购、战略服务采购等，需遵循世界银行采购政策和国内相关制度规定，采取公开招标方式招标。

招标基本情况表

	招标范围	组织形式	招标方式	招标估算金额（万美元）	招标估算金额（万元人民币）	备注
	部分招标	自行招标	公开招标			
增量成本				1,820.95	12,746.64	费用
咨询服务	√	√	√	3,082.14	21,575.00	
个人专家				146.57	1,026.00	劳务
货物采购	√	√	√	2,393.33	16,753.30	

	招标范围	组织形式	招标方式	招标估算金额 （万美元）	招标估算金额 （万元人民币）	备注
	部分招标	自行招标	公开招标			
信息系统	√	√	√	5,200.84	36,405.88	
执行协议				4,113.97	28,797.78	
培训考察				5,242.20	36,695.40	
合计				22,000.00	154,000.00	

（三）项目监理

本项目的设备采购、信息系统采购、战略服务采购等，考虑单项项目监理。

第六章　进度安排

一、安排依据

（一）实施条件

本项目需经省发改委批复、省财政报财政部批准、世界银行董事会批准后，与世界银行签署项目协议，并与财政部签订转贷协议后方可实施。

（二）物资供应

本项目主要是战略服务采购，设备采购以及信息系统采购。需根据与世界银行签署生效的项目协议，以及工作任务方案来安排实施。

（三）人力保障

1. 业主单位成立项目办及专家委员会，以指导本项目实施；

2. 业主单位协调省内各级医疗机构对本项目所需要的基层医疗卫生人员进行培训，并对基层医疗卫生服务工作予以现场指导、远程会诊等多种形式的支持。

二、进度安排

根据项目目标和衡量指标以及业主单位的实际情况，采取分批实施、分期投资、稳步推进的策略，项目实施期为 6 年，即 2020 年 10 月—2026 年 6 月。前期项目筹备工作计划于 2020 年 9 月完成，主要节点包括：

1. 项目评估（2019 年 10 月—2020 年 1 月）；

2. 项目谈判（2020 年 2 月）；

3. 世界银行执行董事会批准（2020 年 3 月）；

4. 项目协议签署（2020 年 6 月）；

5. 项目拟于 2020 年 10 月前生效并开始实施；

6. 2026 年 7 月进行准备完工报告和开展评价。

第七章 投资估算与贷款偿还

一、投资估算

（一）编制依据

本项目投资估算编制的依据主要有：

1. 海南医学院提供的项目活动内容；

2. 项目业主及海南医学院提供的项目活动数据；

3. 相关采购的市场行情。

（二）投资估算

各子项目投资估算如下：

1. 领域1：改革体制机制，促进医、防融合的投资2, 115. 33 万美元（约14, 807. 29万元人民币）。

2. 领域 2：强化基层医疗服务体系的投资：8,254.86 万美元（约 57,784.05 万元人民币）。

（1）子领域 2A：加强基层卫生健康人力资源建设，提高基层医疗卫生服务质量与绩效的投资 4,002.92 万美元（约 28,020.41 万元人民币）。

（2）子领域 2B：基层医疗机构设备添置，促进服务高效开展的投资 4,251.95 万美元（约 29,763.64 万元人民币）。

3. 领域 3：信息化建设的投资：5,922.98 万美元（约 41,460.88 万元人民币）。

4. 领域 4：医保战略购买高质量的基层医疗服务的投资：4,306.83 万美元（约 30,147.78 万元人民币）。

5. 领域 5：项目管理、验证与技术援助的投资：1,400.00 万美元（约 9,800 万元人民币）。

以上五项合计 22,000.00 万美元（约 154,000.00 万元人民币）。

详见本报告附表 1。

二、物资及采购

本项目主要是战略服务采购，信息系统采购以及部分设备采购，物资采购主要是试点卫生院配置的康复设备和村卫生室配置的药品阴凉柜、空调机、一体机、电脑、心电图机等。

三、资金筹措

（一）项目所需资金

本项目资金 22,000.00 万美元（约 154,000.00 万元人民币）。

（二）资金筹措方式

本项目实施资金由海南省人民政府向世界银行申请投资项目贷款 20,000.00 万美元，自筹配套 2,000.00 万美元资金解决。

四、贷款支付与管理

本项目拟申请使用世界银行投资项目贷款工具。本项目的资金支付内控管理将另行制定单独的财务手册并严格执行。具体如下：

表 7.1　世行贷款支付方式

领域	活动	世行贷款支付方式
领域1：改革体制机制，促进医、防融合	1B：改革体制机制，促进医、防融合	传统投资贷款

领域	活动	世行贷款支付方式
领域2：强化基层医疗服务体系	2A：加强基层医务人员培训，提高服务能力	传统投资贷款
	2B：提高基层医疗卫生服务质量与绩效	传统投资贷款
领域3：信息化	3：卫生健康系统和医保信息系统的互联互通	传统投资贷款
领域4：战略购买高质量的服务	4：实施医保战略购买医疗服务，促进医疗与医保融合	根据产出支付
领域5：项目管理和技术援助	5：项目管理和技术援助	传统投资贷款

五、贷款偿还

（一）还贷措施与途径

本项目申请的世行贷款每年需偿还的本息费，列入还贷期各年度的海南省政府部门预算安排。

（二）贷款偿还计划

本项目申请世行贷款 20,000.00 万美元，贷款期 30 年，含宽限期为 10 年，拟采取等额偿还贷款本金法偿还本金。

贷款利率暂按 3.5% 计算，承诺费率暂按 0.25% 计算，贷款先征费暂按 0.25% 计算，经计算 30 年利息（含承诺费、贷款先征费）：12,793.53 万美元（约 89,554.69 万元人民币）。

详见本报告附表 2。

本项目贷款计价单位为美元。由于世界经济发展前景不明，美国经济也存在着很大的不确定性，美联储从 2015 年年底进行多次加息后，2019 年又开始进入减息通道，迫使国际资本市场利率随之波动。本项目的贷款利率上行和下行的概率均较大。

（三）还贷保证措施

本项目向世行申请的贷款是财政部统一借入的国家主权债务，由财政部转贷给海南省人民政府，海南省人民政府是负有偿还责任的债务主体。

第八章　项目效益

一、社会效益

（一）改进居民健康状态

本项目将完善医药卫生四大体系，建立覆盖城乡、公平可及的基本医疗卫生制度：一是完善让居民远离健康危害因素的公共卫生体系；二是完善让居民得到便捷适宜的医疗服务的医疗服务体系；三是完善让居民不因经济困难看不起病的医疗保障体系；四是完善让居民用药更安全、更便宜、更科学的药品供应保障体系。

本项目将发挥医药卫生信息化的基础性作用，以居民健康管理为核心，实现人人享有电子健康档案，共享利用健康信息，促进医疗卫生服务从单纯防病治病向健康综合管理转变；

通过医疗卫生服务信息的挖掘和分析，促进医疗卫生管理从粗放式向精细化转变；通过加强卫生服务需求评价，使政府部门和医疗机构更好地把握和响应居民的医疗服务需求，促进政府职能从管理型向服务型转变，最终达到居民健康持续改进的目的。

（二）提高医疗卫生服务效率

卫生服务体系得到加强的各级医疗卫生机构运行效率会有所提高，群众个人就医负担会有所减轻，可减少因病致贫因病返贫现象，助力健康扶贫，为全面建成小康社会作出贡献；同时通过发展健康产业，带动医疗旅游、康复养生等项目，推动海南经济发展，在国家"一带一路"倡议中发挥更大的作用。

二、经济效应

（一）医疗健康服务

本项目实施期间，基层医疗卫生机构能够以较低的成本提供更好的医疗卫生服务。患有非传染性疾病或有发展非传染性疾病风险的人需要积极的、以病人为中心的、以社区为基础的、可持续的护理。只有通过以基层医疗卫生机构为基础的医疗卫生系统才能公平地提供这种护理。此外，以基层卫生保健为基础可以更有效地利用有限的卫生保健资源，从而建立一个更可持续的卫生系统。

（二）居民健康素养与人口质量

本项目总体目标是建立健全覆盖城乡居民的基层医疗卫生制度，实现人人都能够享有基本医疗卫生服务；提高基层医院机构的质量和效率，提高基层医疗卫生服务的服务能力和管理水平；通过加强基层医疗卫生机构的健康管理能力，提高居民健康素质和生活质量，使居民主要健康指标达到国内先进水平。

三、生态环境溢出效应

本项目通过改进基层卫生保健系统可以实现如下溢出效应。

为医院和专科服务发挥守门作用，可以减少因绕过基层卫生保健而导致的低效支出；

提供更好的预防服务和非传染性疾病管理，以减少门诊服务敏感疾病的住院率；

减少药品上的浪费，例如不适当使用抗生素，过量使用佐剂。因此本项目可以有效减少医疗废弃物和医疗废水总量排放，间接产生保护生态环境的溢出效应。

四、效益分析

（一）依据和方法

本项目可能产生的经济效益可观，因此不可能量化项目可能产生的所有经济利益，故总结为：

（1）通过将治疗和诊断从医院一级转移到基层医疗卫生机构一级来节省医疗费用。

（2）通过健康干预减少医疗卫生开支。对现有患者进行病例管理，以达到更好的控制率，从而减少因心血管疾病等慢性疾病而住院的患者。同时加强健康教育和宣传活动，防止高危人群成为患者。

（3）通过减少患者的诊疗时间，增加了劳动时间，间接地提高了社会生产力。

（二）主要指标

为了计算本项目的成本和预期效益，使用了一些假设和经验证据来评估干预对医疗节约的影响。这包括每次门诊平均费用、心血管疾病相关的住院率和直接治疗费用、预防成为患者的高危人群的数量、高血压和糖尿病的直接治疗费用以及对生产力的影响（即间接治疗费用）。这些假设如下：

1. 转诊基层医疗卫生机构

（1）海南诊疗数按 2010—2018 年的年均复合增长率 5.31%计估。

（2）本项目实施后基层医疗卫生机构诊疗数占比由逐年下降 0.6%改变为逐年增长 0.5%。

（3）2018 年三级、二级、一级门诊平均费用分别为 322.1 元、204.3 元、156.8 元；因此，平均而言，从医院一级到基层医疗卫生机构一级，2018 年将节省 106.4 元。

2. 控制现有心血管疾病患者入院率

（1）2018 年海南心血管疾病患者约有 176 万人次。

（2）入院率 2.6%，本项目实施后将有 50%的患者避免住院。

（3）2018 年中风和缺血性心脏病的平均直接治疗费用分别为 10,942 元和 13,084 元，中风占 51.9%；因此，2018 年与心血管疾病相关的入院直接治疗的平均费用为 11,973 元。

3. 控制心血管疾病前期患者患病率

（1）2018 年海南心血管疾病前期患者约有 448 万人次。

（2）患病率 10%，本项目实施后将有 50%的前期患者避免成为患者。

（3）心血管疾病患者每年的直接治疗费用（包括药品和门诊费用）为 1000 元人民币；每年增长 10%。

4. 间接治疗费用

（1）2018 年海南省的人均间接治疗费用为 51,955 元；年复合增长率 7%。

（2）转诊人次及减少患者均按 1 日治疗计算，减少住院患者按六个月治疗计算。

5. 医疗卫生支出年增长率均按 10% 计算。

6. 折现率按 3% 计算。

（三）主要结论

预计本项目 2021—2026 年将因患者从住院改为基本医疗机构提供服务、减少患者住院、减少前期患者成为患者、提高生产力等分别节省 36,764.51 万美元（约 257,351.60 万元人民币）、37,094.33 万美元（约 259,660.29 万元人民币）、84,061.98 万美元（约 588,433.88 万元人民币）、123,055.66 万美元（约 861,389.63 万元人民币），共节省 280,976.49 万美元（约 1,966,835.40 万元人民币）；其中节省直接医疗卫生费用 157,920.82 万美元（约 1,105,445.77 万元人民币）。

本项目效益成本比为 12.73 : 1。

本项目为公益性项目，不进行财务分析。

本项目成本或效益发生变化，效益成本比的变化比例也相同，即敏感系数为 100%。

五、环境影响与保护

(一) 项目实施区域环境现状

海南省位于中国最南端,简称琼,省会海口,位于中国华南地区。北以琼州海峡与广东划界,西临北部湾与广西、越南相对,东濒南海与台湾对望,东南和南部在南海与菲律宾、文莱、马来西亚为邻。海南岛轮廓形似一个椭圆形大雪梨,地势四周低平,中间高耸,呈穹隆山地形,以五指山、鹦哥岭为隆起核心,向外围逐级下降,由山地、丘陵、台地、平原等地貌构成。海南属热带海洋性季风气候,全年暖热,雨量充沛。

1. 空气质量现状

2018 年,全省环境空气质量总体优良,优良天数比例为98.4%。五指山市和定安县优良天数的比例为 100%;儋州、陵水、琼海、昌江、琼中 5 个市县出现 1~2 天超标,优良天数比例介于 99.4%(琼中)~99.7%(儋州);万宁、东方、乐东、保亭、屯昌 5 个市县出现 4~7 天超标,优良天数比例介于 97.9%(屯昌)~98.9%(万宁);海口、三亚、白沙、临高、文昌、澄迈 6 个市县出现 9~12 天超标,优良天数比例介于 96.6%(文昌)~97.5%(海口)。

2. 地表水环境质量现状

2018 年，全省地表水环境质量总体为优，水质优良率为94.4%。全省 18 个市县级及以上城市（镇）在用集中式饮用水水源地共 30 个，其中地表水水源地 29 个，地下水水源地 1个。30 个水源地监测断面（点）全年均稳定达标，水质总体达标率为 100%。

3. 土壤环境质量现状

2018 年，全省土壤环境质量总体较好，对国家网 35 个土壤背景点位的 94 个监测对象开展了土壤环境质量监测，79.8%的监测结果未超过《土壤环境质量农用地土壤污染风险管控标准（试行）》（GB15618-2018）风险筛选值，14.9%的监测结果超过风险筛选值，5.3%的监测结果超过风险管制值。

4. 电磁辐射现状

环境电磁辐射水平远低于《电磁环境控制限值》（GB8702-2014）规定的公众曝露控制限值 12V/m（频率范围为 30MHz~3000MHz），与 2017 年相比未见明显变化。监测的中波发射台和变电站周围环境电磁辐射水平低于《电磁环境控制限值》（GB8702-2014）规定的公众曝露控制限值。

5. 生态环境现状

2018 年海南省 18 个市县（不含三沙市）的生态环境状况指数介于 71.44 至 93.55 之间，平均为 81.42，生态环境状况等级为"优"，全省植被覆盖度高，生物多样性丰富，生态系统稳定。各市县生态环境状况等级均为优良以上。

（二）环境影响因素分析

1. 医疗废弃物对环境的影响

海南省医疗垃圾主要由海南益丰达医疗卫生用品有限公司和三亚宝齐来医疗废物处置有限公司两家公司共同收运处理，从获取的资料可以看到，2018 年海南省全年的医疗垃圾运入处理量近 5,000 吨。

医疗卫生机构将产生的医疗废物置于特制的包装袋、利器盒、周转箱等专用收集容器内，暂存于医疗废物存放间的周转箱，医疗废物专用车在固定的时间收运、换放空周转箱。经计量后，卸入指定的暂存区域，并由人工将周转箱搬运至焚烧炉上料系统，在完成开箱、扫描条码并称重后，空的周转箱经清洗消毒后再由消毒后的转运车返送至医疗机构，进行下一次运输。

海南益丰达医疗卫生用品有限公司和三亚宝齐来医疗废物处置有限公司两家公司目前都运营正常，益丰达 2018—2019 年的监测报告显示，其废水到达监测《污水综合排放标准》（GB8978-1996）要求；废气均达到《危险废物焚烧污染控制标准》（GB18484-2001）的要求。宝齐来的 2018—2019 年的监测报告显示，其废水到达监测《污水综合排放标准》（GB8978-1996）要求；废气中二噁英出现超标现象，其余指标均达到《危险废物焚烧污染控制标准》（GB18484-2001）的要求；具有员工职业病体检报告，具有良好的职业防护制度。

上述相关报告显示，大多数机构在医疗垃圾分类方面做得较为规范，但仍存在以下几类问题。

基层医疗机构中的乡村卫生室，业务量小、分布散、路途远，而集中处置单位基于经济利益以及现有条件的制约，没有与公司签约支付处理费并定期运送至指定地点，存在医疗废物流失与环境污染的风险。而已经签订合同的卫生室由于垃圾产生量少，对于医疗废弃物的储存风险认识不强，往往半个月及以上的时间送往指定的卫生院，医疗垃圾的储存时间远远超过了48小时，存在风险。

签约的基层医疗机构存在不规范填写保存转移联单的现象，在交接的过程中有1/10的医疗机构（总数520家）仅按医疗垃圾桶数和医疗机构报的医疗垃圾情况进行清单的填写，而不会在交接的时候进行称重，存在医疗废物流失与环境污染的风险。

仅有59.52%的医疗机构的医疗废物在本单位的暂时储存时间不超过2天的，存储时间为3~4天的占22.96%，存储时间为5~10天的占13.6%，存储时间为10天以上的占3.93%。这远远高于《医疗废物管理条例》要求的48小时，存在环境风险。

2. 医疗废水对环境的影响

大部分医疗废水都处理达标后纳入市政污水处理系统二次处理。目前海南省的基层医疗机构都未进行医疗废水的分类，县一级的医院 100%设有院内的污水处理设施，大多交由第三方环保公司进行运营维护，定期提供监测报告；乡镇一级的卫生院医疗废水部分设有医疗废水处理装置，在部分医疗废水处置装置中部分处于闲置损坏状态。

海南省医疗机构中的县级医院基本具有较为完善的处理设施及处理制度，乡镇卫生院仅部分具有污水处理设施。虽然乡镇医院一般不涉及手术及住院，仅充当门诊的功能，但是仍然存在环境污染的风险。

3. 医疗辐射对工作人员的影响

机构的放射诊疗室都配备有铅板、硫酸钡、铅门、铅玻璃、铅屏风、铅房、铅箱、铅胶皮、防辐射服等。人体辐射防护主要有铅衣、铅帽、铅围脖、铅手套、铅围裙、铅裤、铅帘和儿童防护套件以及防护屏风，铅衣架等，设备设施较为完善。

各医疗机构均制定了辐射安全规章制度，都采用了标准的防辐射的铅墙及含铅玻璃窗，并且采用了辐射计量累计卡和定期的工作环境监测等手段来保障医护人员的健康安全，但是在实地走访过程中，少量放射科医师并未携带辐射计量累计卡，未重视其风险性。虽然各医疗机构的工作人员都经过了卫生和环保部门的岗前培训和定期复训，取得了放射性上岗工作证，但是部分工作人员在防护知识知晓率得分较低。

少数放射科技师将本应随身佩戴的辐射剂量计随意丢放，还有极少数的医疗人员并不清楚其作用，说明医疗人员对辐射的危害意识不强。

（三）环境保护治理措施

1. 医疗垃圾治理措施

（1）编制或完善医疗废物管理规章制度、紧急情况处理制度及内部的自查与相关人员考核机制。

（2）提升医疗废物管理人员素质：为运营人员提供上岗前及定期的培训，并进行考核，保留培训记录。

（3）成立专门的监督机构，对医疗废弃物的管理进行访查，进行记录，调查人员将记录文案进行签字存档。

（4）提升基层医疗机构的废弃物处理能力：给偏远的乡村卫生室配备冰箱或医疗废物处理专用车。

2. 医疗废水治理措施

（1）编制或完善医疗废水管理规章制度、紧急情况处理制度及内部的自查与相关人员考核机制。

（2）提升基础医疗机构的废水处理能力：给不具有污水处理条件的机构设立独立处理设施。

（3）提升医疗废水管理人员素质：为运营人员提供上岗前

及定期的培训，并进行考核，保留培训记录。

（4）成立专门的监督机构，对医疗废水进行动态监察管理。

（5）制定放射诊疗室安全操作制度，明确违规惩罚制度。

3. 医疗辐射治理措施

（1）对项目工作人员进行职业健康安全培训及考核，保留培训及考核记录。

（2）制定放射诊疗室安全操作制度，明确违规惩罚制度。

（3）针对医疗人员，医院会定期提供工作环境辐射监测，同时也会对医疗人员进行职业病的体检。

（四）环境影响评价

本项目的目的是在进行"重构以健康为中心的医疗卫生服务体系"顶层设计的基础上，通过开展健康产业发展研究，以省级健康服务信息平台为抓手，推进基层医疗卫生机构标准化建设、急救应急体系建设、医疗服务机构服务体系和医疗质量提升工程建设、全省卫生事业人力资源建设等健康服务体系重构。项目实施过程中，可能存在医疗废弃物、医疗废水和医疗辐射对环境的影响。在项目执行过程中，只要严格执行国家相关标准，制定相关规章制度，严格管理医疗废弃物、医疗废水和医疗辐射的各个环节，就会避免对环境的污染，保证医疗人员的健康安全。

第九章　结论与建议

一、结论

通过国际金融组织资金平台的支持，本项目计划引进先进技术，学习借鉴国外管理理念和方式，结合海南需求及体制机制改革等方面的实际，探索适合海南的高质量的基层医疗服务体系和支撑体系，让人民群众都能享受安全、有效、便捷、经济的公共卫生服务和基本医疗服务，促进医疗卫生服务体系由以医院为中心向以基层为中心转型。

综上所述，本项目的设计符合国家政策和《"健康海南2030"规划纲要》，与医改评估专家提出的建议相契合，意义重大且社会效益显著，是推进海南省"十四五"期间进一步深化医改工作的重要组成部分。

本项目以推动体制机制改革，提高基层医疗卫生服务的绩效和质量为核心，加强基层卫生人力建设，以家庭医生团队签约服务为抓手，推进医保战略购买和促进信息系统互联互通，从而助推以健康为中心的医疗卫生服务体系的构建，为我国医疗卫生服务体制改革提供示范案例。项目资金来源主要由世界银行贷款和政府配套资金两部分构成。其中，世界银行贷款2亿美元，政府配套资金2千万美元。

二、建议

项目部分资金源于政府资金，建议项目单位应制定严格的项目保障措施，加强资金使用的监管，按照项目实施方案及建设内容安排资金，专款专用，杜绝挪用；部分资金为申请世界银行贷款，资金使用及安排应严格按照世界银行相关要求执行。

附表 1 投资估算表

序号	项目内容	项目活动类别	实施部门	项目投资合计 万美元	项目投资合计 万元人民币	2020年 万元人民币	2021年 万元人民币	2022年 万元人民币	2023年 万元人民币	2024年 万元人民币	2025年 万元人民币	省财政配套 万美元	世行贷款 万美元
一	子领域1:促进医防深度融合			2,115.33	14,807.29	5,155.90	2,413.90	2,413.90	1,913.60	1,649.60	1,260.40	1,073.06	1,042.26
1	完善以健康为中心的卫生健康服务体系建设:选取25家试点社区医院进行能力建设	货物采购	省卫生健康委	331.84	2,322.90	774.30	774.30	774.30				165.92	165.92
2	提出创新型的分级诊疗制度实施路径——"五方联动"模式			527.71	3,694.00	684.00	602.00	602.00	602.00	602.00	602.00	38.57	489.14
(1)	撰写创新型的分级诊疗制度实施路径——"五方联动"模式实施方案	增量成本		18.86	132.00	22.00	22.00	22.00	22.00	22.00	22.00		18.86
(2)	医疗团队培训	培训考察	省卫生健康委	385.71	2,700.00	450.00	450.00	450.00	450.00	450.00	450.00		385.71
(3)	开展"五方联动"模式和分级诊疗制度相关知识专题讲座和宣传活动	增量成本		12.86	90.00	15.00	15.00	15.00	15.00	15.00	15.00		12.86

续表

序号	项目内容	项目活动类别	实施部门	项目投资合计		2020年	2021年	2022年	2023年	2024年	2025年	省财政配套	世行贷款
				万美元	万元人民币	万元人民币	万元人民币	万元人民币	万元人民币	万元人民币	万元人民币	万美元	万美元
(4)	大型义诊活动与居民健康素养教育活动	增量成本	省卫生健康委	51.43	360.00	60.00	60.00	60.00	60.00	60.00	60.00		51.43
(5)	开展试点地区"五方联动"模式的评估工作	增量成本		3.14	22.00	22.00							3.14
(6)	优秀医疗团队年度绩效考核奖励	增量成本		38.57	270.00	45.00	45.00	45.00	45.00	45.00	45.00	38.57	
(7)	开展创新型分级诊疗实施路径经验交流活动	增量成本		8.57	60.00	10.00	10.00	10.00	10.00	10.00	10.00		8.57
(8)	海南省自由贸易港建设背景下的创新型分级诊疗实施路径研究	咨询服务		8.57	60.00	60.00							8.57

续表

序号	项目内容	项目活动类别	实施部门	项目投资合计(万美元)	项目投资合计(万元人民币)	2020年(万元人民币)	2021年(万元人民币)	2022年(万元人民币)	2023年(万元人民币)	2024年(万元人民币)	2025年(万元人民币)	省财政配套(万元人民币)	省财政配套(万美元)	世行贷款(万美元)
3	制定基本公共卫生服务责效评价与家庭医生团队绩效挂钩的工作制度	培训考察		161.57	1,131.00	336.00	159.00	159.00	159.00	159.00	159.00	159.00	161.57	
(1)	培训评价系统团队成员	培训考察		10.29	72.00	12.00	12.00	12.00	12.00	12.00	12.00	12.00	10.29	
(2)	调研并撰写"基层医疗机构开展基本公共卫生服务项目质量和绩效"评价方案	增量成本		1.57	11.00	11.00							1.57	
(3)	开发手机或平板电脑App和网页版评价平台系统(含5年运维)	咨询服务	省卫生健康委	21.43	150.00	150.00							21.43	
(4)	抽调组织专家进行评价	个人专家		17.14	120.00	20.00	20.00	20.00	20.00	20.00	20.00	20.00	17.14	
(5)	聘请2名省级专职管理人员并指导基层家庭医生服务团队工作	个人专家		12.86	90.00	15.00	15.00	15.00	15.00	15.00	15.00	15.00	12.86	
(6)	疾控机构和二级以上医疗机构人员参与基本公共卫生服务指导工作	增量成本		61.71	432.00	72.00	72.00	72.00	72.00	72.00	72.00	72.00	61.71	
(7)	购买平板电脑等综合办公设备	货物采购		2.29	16.00	16.00								2.29	
(8)	每年对参与评价综合排名前200名的家庭医生团队进行奖励	增量成本		34.29	240.00	40.00	40.00	40.00	40.00	40.00	40.00	40.00	34.29	

116

续表

序号	项目内容	项目活动类别	实施部门	项目投资合计 万美元	项目投资合计 万元人民币	2020年 万元人民币	2021年 万元人民币	2022年 万元人民币	2023年 万元人民币	2024年 万元人民币	2025年 万元人民币	省财政配套 万美元	世行贷款 万美元
4	整合现有的信息报送系统,减少重复的数据填报任务		信息中心										
5	开发"增强型"基层慢性病管理服务包			256.91	1,798.40	598.40	134.40	134.40	398.40	134.40	398.40		256.91
(1)	基线调查600人/市县×200元/人×22个市县区×2次	咨询服务		113.14	792.00	264.00			264.00		264.00		113.14
(2)	培训高血压和糖尿病患者管理团队成员(100医务人员/专家10人)	培训考察	省疾控	10.29	72.00	12.00	12.00	12.00	12.00	12.00	12.00		10.29
(3)	开发或租用慢性病(高血压和糖尿病患者)健康管理智能信息系统手机或平板电脑App和网页版平台	咨询服务		28.57	200.00	200.00							28.57
(4)	为高血压和糖尿病患者提供"增强型"基层慢性病管理服务包(含购买可穿戴监测设备)	货物采购		104.91	734.40	122.40	122.40	122.40	122.40	122.40	122.40		104.91
6	海南省基本公共卫生服务基层高血压、糖尿病防融合信息系统预算		信息中心										

续表

序号	项目内容	项目活动类别	实施部门	项目投资合计(万美元)	项目投资合计(万元人民币)	2020年(万元人民币)	2021年(万元人民币)	2022年(万元人民币)	2023年(万元人民币)	2024年(万元人民币)	2025年(万元人民币)	省财政配套(万美元)	世行贷款(万美元)
7	根据疾病筛查与评估结果，确定高风险人群，并提供针对性健康教育	咨询服务		765.86	5,360.99	2,263.20	744.20	744.20	754.20	754.20	101.00	635.57	130.29
(1)	建设医学动画视频库	咨询服务		71.14	498.00	398.00	25.00	25.00	25.00	25.00		71.14	
(2)	制作医学教育视频	咨询服务		115.71	810.00	810.00						115.71	
(3)	家庭医生团队签约的社区居众（慢性病、地中海贫血等）健康教育项目（高年资护士下基层指导工作）	增量成本		43.71	306.00	51.00	51.00	51.00	51.00	51.00	51.00		43.71
(4)	家庭医生团队签约民众参与临床决策及健康管理项目（建立慢病、地中海贫血知识库）	咨询服务	健教中心	86.57	606.00	376.00	40.00	40.00	50.00	50.00	50.00		86.57
(5)	健康巡进乡村行动	增量成本		11.43	80.00	16.00	16.00	16.00	16.00	16.00		11.43	
(6)	乡村地区急救知识普及	增量成本		125.00	875.00	175.00	175.00	175.00	175.00	175.00		125.00	
(7)	乡村地区急救设备配置	货物采购		15.71	110.00	22.00	22.00	22.00	22.00	22.00		15.71	
(8)	基层医护人员健康科普能力提升行动	培训考察		130.14	910.99	182.20	182.20	182.20	182.20	182.20		130.14	
(9)	编译健康教育内容和教习	咨询服务		135.71	950.00	190.00	190.00	190.00	190.00	190.00		135.71	
(10)	印刷健康教育教材经费测算表	增量成本		30.71	215.00	43.00	43.00	43.00	43.00	43.00		30.71	

续表

序号	项目内容	项目活动类别	实施部门	项目投资合计 万美元	项目投资合计 万元人民币	2020年 万元人民币	2021年 万元人民币	2022年 万元人民币	2023年 万元人民币	2024年 万元人民币	2025年 万元人民币	省财政配套 万美元	世行贷款 万美元
8	卫生健康体制机制改革系列	咨询服务	省卫生健康委	71.43	500.00	500.00						71.43	
二	强化基层医疗服务体系			8,254.86	57,784.05	15,312.57	10,337.57	8,178.33	8,283.33	8,268.33	7,403.93	926.94	7,227.93
(一)	领域2A:加强基层医务人员培训,提高服务能力			4,002.92	28,020.41	4,420.07	4,720.07	4,720.07	4,920.07	4,920.07	4,320.07	142.86	3,860.06
1	卫生技术人员和管理人员培训			3,231.49	22,620.41	3,770.07	3,770.07	3,770.07	3,770.07	3,770.07	3,770.07		3,231.49
(1)	乡村医生轮训15天(每年600人)	培训考察		154.29	1,080.00	180.00	180.00	180.00	180.00	180.00	180.00		154.29
(2)	计划每年选派50名村医赴发达省份进行为期10天的培训	培训考察	省卫生健康委	42.86	300.00	50.00	50.00	50.00	50.00	50.00	50.00		42.86
(3)	每年全省共培训护士357人、临床医师82人、管理人员327人	培训考察		682.26	4,775.85	795.98	795.98	795.98	795.98	795.98	795.98		682.26

续表

序号	项目内容	项目活动类别	实施部门	项目投资合计 (万美元)	项目投资合计 (万元人民币)	2020年 (万元人民币)	2021年 (万元人民币)	2022年 (万元人民币)	2023年 (万元人民币)	2024年 (万元人民币)	2025年 (万元人民币)	省财政配套 (万美元)	世行贷款 (万美元)
(4)	依托华医网建设的海南省基层卫生人员能力训练平台及手机App能力训练平台的476家基层医疗卫生机构的卫生技术人员开展线上培训,在线考试	培训 考察	省卫生健康委	122.40	856.80	142.80	142.80	142.80	142.80	142.80	142.80		122.40
(5)	每年增派100名卫生专业技术骨干赴上等先进省市跟班学习	培训 考察		85.71	600.00	100.00	100.00	100.00	100.00	100.00	100.00		85.71
(6)	基层管理人员跟班学习二,每年选派100名基层管理人员赴江浙一带跟班挂职学习3个月	培训 考察		514.29	3,600.00	600.00	600.00	600.00	600.00	600.00	600.00		514.29
(7)	基层妇幼保健机构管理和业务骨干短期学习交流(新加坡)	培训 考察		38.10	266.72	44.45	44.45	44.45	44.45	44.45	44.45		38.10
(8)	执业(助理)医师考前培训。计划2020—2025年每年计划培训300人	培训 考察	学术中心	95.40	667.80	111.30	111.30	111.30	111.30	111.30	111.30		95.40

续表

序号	项目内容	项目活动类别	实施部门	项目投资合计		2020年	2021年	2022年	2023年	2024年	2025年	省财政配套	世行贷款
				万美元	万元人民币	万元人民币	万元人民币	万元人民币	万元人民币	万元人民币	万元人民币	万美元	万美元
(9)	住院医师至国内先进医疗地区培训交流	培训考察	省卫生健康委	12.86	90.00	15.00	15.00	15.00	15.00	15.00	15.00		12.86
(10)	每年培训300名健康管理师	培训考察	省卫生健康委	186.43	1,305.00	217.50	217.50	217.50	217.50	217.50	217.50		186.43
(11)	高年资护士培训	培训考察	健教中心	82.29	576.00	96.00	96.00	96.00	96.00	96.00	96.00		82.29
(12)	基层安宁疗护人员梯队培训和能力提升,促进医养结合	培训考察	市县卫健委	879.09	6,153.60	1,025.60	1,025.60	1,025.60	1,025.60	1,025.60	1,025.60		879.09
(13)	每年组织基层卫健管理部门、医疗卫生机构20名医生、20名管理者及20名护士等相关人员境外培训	培训考察	省卫生健康委	335.52	2,348.64	391.44	391.44	391.44	391.44	391.44	391.44		335.52
2	师资培养			471.43	3,300.00	550.00	550.00	550.00	550.00	550.00	550.00	0.00	471.43

121

续表

序号	项目内容	项目活动类别	实施部门	项目投资合计		2020年	2021年	2022年	2023年	2024年	2025年	省财政配套	世行贷款
				万美元	万元人民币	万元人民币	万元人民币	万元人民币	万元人民币	万元人民币	万元人民币	万美元	万美元
（1）	职业学校师资培养（每年30个职校教师）	培训考察		51.43	360.00	60.00	60.00	60.00	60.00	60.00	60.00		51.43
（2）	赴境外培训3个月（每年遴选本省优秀康复带教师4人）	培训考察	省卫生健康委	34.29	240.00	40.00	40.00	40.00	40.00	40.00	40.00		34.29
（3）	每年遴选本省学科带头人30人赴境外培训3个月	培训考察		385.71	2,700.00	450.00	450.00	450.00	450.00	450.00	450.00		385.71
3	继续医学教育基地建设2个	执行协议	省卫生健康委	285.71	2,000.00	0.00	400.00	400.00	600.00	600.00		142.86	142.86
4	开展基层医务人员绩效评价、薪酬制度相关研究	咨询服务	省卫生健康委	14.29	100.00	100.00							14.29
（二）	领域2B：提高基层医疗卫生服务质量与绩效			4,251.95	29,763.64	10,892.50	5,617.50	3,458.26	3,363.26	3,348.26	3,083.86	784.08	3,367.87
1	基层医疗卫生服务标准化			462.86	3,240.00	540.00	540.00	540.00	540.00	540.00	540.00	48.00	414.86

续表

序号	项目内容	项目活动类别	实施部门	项目投资合计 万美元	项目投资合计 万元人民币	2020年 万元人民币	2021年 万元人民币	2022年 万元人民币	2023年 万元人民币	2024年 万元人民币	2025年 万元人民币	省财政配套 万美元	世行贷款 万美元
(1)	基层医疗临床指南方案开发项目			48.00	336.00	56.00	56.00	56.00	56.00	56.00	56.00	48.00	
①	组建基层卫生服务指南制定培训办公室,配备专职工作人员5人	个人专家		30.86	216.00	36.00	36.00	36.00	36.00	36.00	36.00	30.86	
②	办公经费	增量成本		17.14	120.00	20.00	20.00	20.00	20.00	20.00	20.00	17.14	
(2)	引入和培训临床路径和一体化的慢病管理方案		医学学术交流管理中心	414.86	2,904.00	484.00	484.00	484.00	484.00	484.00	484.00		414.86
1)	系列循证医学新进展培训项目			339.43	2,376.00	396.00	396.00	396.00	396.00	396.00	396.00		339.43
①	在职家庭医生团队成员临床路径培训项目:开展临床路径培训,每年培训900人,分4期进行,每期3天	培训考察		92.57	648.00	108.00	108.00	108.00	108.00	108.00	108.00		92.57
②	全科医师慢性病及老年人健康规范化管理项目:开展慢性病及老年人健康规范化管理培训,每年培训900人,分4期进行,每期2天	培训考察		61.71	432.00	72.00	72.00	72.00	72.00	72.00	72.00		61.71

123

续表

序号	项目内容	项目活动类别	实施部门	项目投资合计		2020年	2021年	2022年	2023年	2024年	2025年	省财政配套	世行贷款
				万美元	万元人民币	万元人民币	万元人民币	万元人民币	万元人民币	万元人民币	万元人民币	万美元	万美元
③	在职家庭医生团队成员心理疾病诊疗培训项目:开展家庭医生团队成员心理疾病诊疗培训900人,每年培训,每期2天	培训考察	医学学术交流管理中心	61.71	432.00	72.00	72.00	72.00	72.00	72.00	72.00		61.71
④	全科医师抗菌药物合理应用培训项目:开展全科医师抗菌药物合理应用培训900人,分4期培训,每年培训2天	培训考察		61.71	432.00	72.00	72.00	72.00	72.00	72.00	72.00		61.71
⑤	在职家庭医生团队成员地方病培训项目:开展家庭医生团队成员地方病培训900人,分4期培训,每期2天	培训考察		61.71	432.00	72.00	72.00	72.00	72.00	72.00	72.00		61.71

续表

序号	项目内容	项目活动类别	实施部门	项目投资合计 万美元	项目投资合计 万元人民币	2020年 万元人民币	2021年 万元人民币	2022年 万元人民币	2023年 万元人民币	2024年 万元人民币	2025年 万元人民币	省财政配套 万美元	世行贷款 万美元
2)	系列慢性病管理方案建设项目			75.43	528.00	88.00	88.00	88.00	88.00	88.00	88.00		75.43
①	慢性病管理及提高癌症（肺癌,肠癌,胃癌及肝癌）患者生命质量的长期照护方案	咨询服务	省卫生健康委	25.71	180.00	30.00	30.00	30.00	30.00	30.00	30.00		25.71
②	社区慢病(老年人)患者的长期照护项目	咨询服务		24.86	174.00	29.00	29.00	29.00	29.00	29.00	29.00		24.86
③	癌症患者的姑息照护项目	咨询服务		24.86	174.00	29.00	29.00	29.00	29.00	29.00	29.00		24.86
2	提高基层医疗卫生利用			1,278.05	8,946.36	887.22	887.22	1,792.98	1,792.98	1,792.98	1,792.98		1,278.05
(1)	实施家庭医生团队签约试点工作												
(2)	通过PDCA持续改进医疗服务质量,提高照护质量												
(3)	建立家庭医生团队绩效评价体系	增量成本	市县卫健委	614.62	4,302.36	113.22	113.22	1,018.98	1,018.98	1,018.98	1,018.98		614.62

续表

序号	项目内容	项目活动类别	实施部门	项目投资合计		2020年	2021年	2022年	2023年	2024年	2025年	省财政配套	世行贷款
				万美元	万元人民币	万元人民币	万元人民币	万元人民币	万元人民币	万元人民币	万元人民币	万美元	万美元
(4)	质量管理资质培训2,130个家庭医生团队/4,300人	培训考察	医管中心	663.43	4,644.00	774.00	774.00	774.00	774.00	774.00	774.00		663.43
3	加强医疗卫生服务质量管理和绩效管理			1,077.33	7,541.28	758.08	3,758.08	758.08	758.08	758.08	750.88	661.65	415.68
(1)	成立基层医疗质量监测评估（督导）机制		医管中心	547.54	3,832.80	640.00	640.00	640.00	640.00	640.00	632.80	447.36	100.18
1)	建立省级平台			40.58	284.04	61.84	44.44	44.44	44.44	44.44	44.44	40.58	
①	租用办公场地2间	增量成本		6.17	43.20	7.20	7.20	7.20	7.20	7.20	7.20	6.17	
②	专职人员5人	个人专家	医管中心	20.57	144.00	24.00	24.00	24.00	24.00	24.00	24.00	20.57	
③	办公用品	增量成本		2.49	17.40	17.40						2.49	
④	办公经费	增量成本		11.35	79.44	13.24	13.24	13.24	13.24	13.24	13.24	11.35	

126

序号	项目内容	项目活动类别	实施部门	项目投资合计		2020年	2021年	2022年	2023年	2024年	2025年	省财政配套	世行贷款
				万美元	万元人民币	万元人民币	万元人民币	万元人民币	万元人民币	万元人民币	万元人民币	万美元	万美元
2)	省级培训3组/每组6市县（省级1名监督员,2名工作人员及5名专家）			100.18	701.28	118.08	118.08	118.08	118.08	118.08	110.88		100.18
①	交通费2车2天/市县	增量成本		19.75	138.24	23.04	23.04	23.04	23.04	23.04	23.04		19.75
②	住宿费8人2天/市县	增量成本	医管中心	34.56	241.92	40.32	40.32	40.32	40.32	40.32	40.32		34.56
③	餐饮费8人2天/市县	增量成本		9.87	69.12	11.52	11.52	11.52	11.52	11.52	11.52		9.87
④	劳务费5人2天/市县	个人专家		30.86	216.00	36.00	36.00	36.00	36.00	36.00	36.00		30.86
⑤	印刷费	增量成本		5.14	36.00	7.20	7.20	7.20	7.20	7.20			5.14
3)	省级组织督导检查	增量成本		101.21	708.48	118.08	118.08	118.08	118.08	118.08	118.08	101.21	

续表

序号	项目内容	项目活动类别	实施部门	项目投资合计		2020年	2021年	2022年	2023年	2024年	2025年	省财政配套	世行贷款
				万美元	万元人民币	万元人民币	万元人民币	万元人民币	万元人民币	万元人民币	万元人民币	万美元	万美元
4)	18个市县级评估小组督导检查	增量成本	市县卫健委	293.14	2,052.00	342.00	342.00	342.00	342.00	342.00	342.00	293.14	
5)	每季度督导检查排名前十的机构进行奖励	增量成本		12.43	87.00	0.00	17.40	17.40	17.40	17.40	17.40	12.43	
(2)	省级组织督导检查	增量成本	医管中心	101.21	708.48	118.08	118.08	118.08	118.08	118.08	118.08		101.21
(3)	临床知识测试系列项目	咨询服务	学术中心	428.57	3,000.00		3,000.00					214.29	214.29
4	村卫生室配置设备			1,203.57	8,425.00	8,425.00						74.43	1,029.14

续表

序号	项目内容	项目活动类别	实施部门	项目投资合计		2020年	2021年	2022年	2023年	2024年	2025年	省财政配套	世行贷款
				万美元	万元人民币	万元人民币	万元人民币	万元人民币	万元人民币	万元人民币	万元人民币	万美元	万美元
（1）	药品阴凉柜2,600个	货物采购		185.71	1,300.00	1,300.00							185.71
（2）	空调机2,600个	货物采购	省卫生健康委	185.71	1,300.00	1,300.00							185.71
（3）	一体机2,600个	货物采购		371.43	2,600.00	2,600.00							371.43
（4）	电脑2,600个	货物采购		222.86	1,560.00	1,560.00						74.43	222.86
（5）	心电图机1,850个	货物采购		237.86	1,665.00	1,665.00							63.42
5	开展基层卫生健康研究	咨询服务		80.14	561.00	72.20	222.20	157.20	62.20	47.20			80.14
（1）	海南省医教协同机制研究	咨询服务	省卫生健康委	14.29	100.00			100.00					14.29
（2）	海南省住院医师规范化培训质量整控体系研究	咨询服务		11.43	80.00		80.00						11.43
（3）	海南省全科医生岗位吸引力研究	咨询服务		11.43	80.00		80.00						11.43

续表

序号	项目内容	项目活动类别	实施部门	项目投资合计		2020年	2021年	2022年	2023年	2024年	2025年	省财政配套	世行贷款
				万美元	万元人民币	万元人民币	万元人民币	万元人民币	万元人民币	万元人民币	万元人民币	万美元	万美元
(4)	海南省家庭医生签约服务现状、问题及对策研究	咨询服务	省卫生健康委	2.14	15.00	10.00	5.00						2.14
(5)	海南省儿童孤独症流行病学特征及BDNF基因研究	咨询服务		4.29	30.00	15.00	5.00	5.00	5.00				4.29
(6)	以人为中心的海南省基层健康服务绩效评价体系研究预研	咨询服务		10.00	70.00	10.00	15.00	15.00	20.00	10.00			10.00
(7)	海南省医保基金监管基本系研究	咨询服务	省医保局	7.14	50.00	10.00	10.00	10.00	10.00	10.00			7.14
(8)	全科医疗服务质量评价体系研究	咨询服务	医政处	19.43	136.00	27.20	27.20	27.20	27.20	27.20			19.43
6	环境社会安全保障工作	咨询服务	市县卫健委	150.00	1,050.00	210.00	210.00	210.00	210.00	210.00			150.00
三	卫生健康系统和医保信息系统的互联互通			5,922.98	41,460.88	21,265.65	10,694.23	3,167.00	3,167.00	3,167.00			5,922.98
1	基层卫生云服务平台	信息系统	信息中心	357.14	2,500.00	1,700.00	200.00	200.00	200.00	200.00			357.14
(1)	基层基本医疗服务	信息系统		214.29	1,500.00	900.00	150.00	150.00	150.00	150.00			214.29

续表

序号	项目内容	项目活动类别	实施部门	项目投资合计 万美元	项目投资合计 万元人民币	2020年 万元人民币	2021年 万元人民币	2022年 万元人民币	2023年 万元人民币	2024年 万元人民币	2025年 万元人民币	省财政配套 万美元	世行贷款 万美元
(2)	基层基本公共卫生服务	信息系统	信息中心	71.43	500.00	300.00	50.00	50.00	50.00	50.00			71.43
(3)	基层综合管理	信息系统		71.43	500.00	500.00							71.43
2	基于电子病历的医院信息化建设			1,428.57	10,000.00	6,000.00	1,000.00	1,000.00	1,000.00	1,000.00			1,428.57
(1)	15家市县中医院信息化建设	信息系统		642.86	4,500.00	2,700.00	450.00	450.00	450.00	450.00			642.86
(2)	10家二三级综合医院信息化建设(每家500万元)	信息系统	信息中心	714.29	5,000.00	3,000.00	500.00	500.00	500.00	500.00			714.29
(3)	5家市县妇幼保健机构通过云平台实现	信息系统		71.43	500.00	300.00	50.00	50.00	50.00	50.00			71.43
3	医疗健康信息整合和综合管理			357.14	2,500.00	1,500.00	250.00	250.00	250.00	250.00			357.14
(1)	与基层系统的数据和业务整合	信息系统	信息中心	14.29	100.00	60.00	10.00	10.00	10.00	10.00			14.29

续表

序号	项目内容	项目活动类别	实施部门	项目投资合计 万美元	项目投资合计 万元人民币	2020年 万元人民币	2021年 万元人民币	2022年 万元人民币	2023年 万元人民币	2024年 万元人民币	2025年 万元人民币	省财政配套 万美元	世行贷款 万美元
(2)	与省级全民健康信息平台的数据交换和业务整合	信息系统		14.29	100.00	60.00	10.00	10.00	10.00	10.00			14.29
(3)	与医保业务的数据交换和业务整合	信息系统	信息中心	14.29	100.00	60.00	10.00	10.00	10.00	10.00			14.29
(4)	建设省卫生综合监管系统(①海南省医改监测系统800万②医疗质量管理信息系统800万③公立医院绩效考核系统600万)	信息系统		314.29	2,200.00	1,320.00	220.00	220.00	220.00	220.00			314.29
4	基础和安全建设			1,888.64	13,220.50	4,611.20	5,858.30	917.00	917.00	917.00			1,888.64
(1)	全民健康信息平台医疗数据采集及处理系统	信息系统		114.29	800.00	480.00	80.00	80.00	80.00	80.00			114.29
(2)	海南省农村社区基层卫生室云桌面终端2,665个	信息系统	信息中心	266.50	1,865.50	746.20	1,119.30						266.50
(3)	海南省卫生健康行业敏感知分析监管平台	信息系统		142.86	1,000.00	400.00	600.00						142.86
(4)	海南基层医疗服务专网(租赁5年)(各级卫健委+220乡镇社区+2,800村室)	信息系统		642.86	4,500.00	1,800.00	2,700.00						642.86

续表

序号	项目内容	项目活动类别	实施部门	项目投资合计		2020年	2021年	2022年	2023年	2024年	2025年	省财政配套	世行贷款
				万美元	万元人民币	万元人民币	万元人民币	万元人民币	万元人民币	万元人民币	万元人民币	万美元	万美元
(5)	健康小屋(155套,155个乡镇卫生院)	货物采购		597.86	4,185.00	837.00	837.00	837.00	837.00	837.00			597.86
(6)	家庭医生随访包(65家中心卫生院,50家已经配1个,增配3个,其中15家要配4个,185家一般卫生院配2个,共580个,每台1.5万,共870万)	货物采购	信息中心	124.29	870.00	348.00	522.00						124.29
5	二期重点在经办的数字化转型大数据应用,依托5G提供智能化服务等一些超前规划	信息系统采购	省社保服务中心	571.43	4,000.00	800.00	800.00	800.00	800.00	800.00			571.43
6	医疗保障信息平台建设项目:公共服务子系统,接口服务项目 医疗保障场景监管平台 医保结算收费平台			1,320.05	9,240.38	6,654.45	2,585.93						1,320.05
(1)	公共服务子系统	信息系统采购	省医保局	194.59	1,362.15	1,362.15							194.59

133

海南自由贸易港全健康视角下卫生服务体系构建研究　>>>

续表

序号	项目内容	项目活动类别	实施部门	项目投资合计 万美元	项目投资合计 万元人民币	2020年 万元人民币	2021年 万元人民币	2022年 万元人民币	2023年 万元人民币	2024年 万元人民币	2025年 万元人民币	省财政配套 万美元	世行贷款 万美元
（2）	接口服务项目	信息系统采购		320.14	2,241.00	2,241.00							320.14
（3）	医疗保障场景监管	信息系统采购	省医保局	797.99	5,585.93	3,000.00	2,585.93						797.99
（4）	医保结算收费平台	信息系统采购		7.33	51.30	51.30							7.33
四	强化医保健康导向战略购买能力	执行协议	省医保服务中心+18市县社保局	4,306.83	30,147.78	1,291.00	5,452.46	5,682.84	5,763.22	5,969.14	5,989.14		4,306.83
1	家庭医生签约服务效能管理项目:开展家庭医生签约与门诊统筹、重点疾病筛查的联动活动,突出结果性绩效导向管理			3,828.25	26,797.78	561.00	4,842.46	5,072.84	5,303.22	5,509.14	5,509.14		3,828.25

序号	项目内容	项目活动类别	实施部门	项目投资合计		2020年	2021年	2022年	2023年	2024年	2025年	省财政配套	世行贷款
				万美元	万元人民币	万元人民币	万元人民币	万元人民币	万元人民币	万元人民币	万元人民币	万美元	万美元
2	医疗保障能力建设工程:对全省医保管理、经办机构进行医疗保障法制、标准化、支付方式改革、基金监管、信息化建设等领域的交流考察和学习培训给予支持	培训考察	省医保局	121.43	850.00	300.00	200.00	200.00	50.00	50.00	50.00		121.43
3	知识管理/应用研究:以项目活动为中心,对基层医药服务管理、以医联体为中心的支付方式改革、长期护理研究,医保治理等应用知识项目给予支持	咨询服务	省医保局	160.00	1,120.00	200.00	180.00	180.00	180.00	180.00	200.00		160.00
4	常规活动:对医保管理部门、经办机构的各项活动所涉及的个人服务和增量成本给予支持		省医保局	197.14	1,380.00	230.00	230.00	230.00	230.00	230.00	230.00		197.14
(1)	工作人员购买服务:对项目一般工作人员、个人咨询专家、项目专家给予支持	个人服务	省医保局	34.29	240.00	40.00	40.00	40.00	40.00	40.00	40.00		34.29

续表

序号	项目内容	项目活动类别	实施部门	项目投资合计 万美元	项目投资合计 万元人民币	2020年 万元人民币	2021年 万元人民币	2022年 万元人民币	2023年 万元人民币	2024年 万元人民币	2025年 万元人民币	省财政配套 万美元	世行贷款 万美元
(2)	管理与经办部门家签服务活动支持	增量成本	省医保局	150.00	1,050.00	175.00	175.00	175.00	175.00	175.00	175.00		150.00
(3)	对项目活动办公设备、货物采购等予支持	货物采购		12.86	90.00	15.00	15.00	15.00	15.00	15.00	15.00		12.86
	四个领域总计			20,600.00	144,200.00	42,885.12	28,898.15	19,442.06	19,127.14	19,054.06	14,793.46	2,000.00	18,600.00
五	项目管理、验证与技术援助	咨询服务	项目办	1,400.00	9,800.00	1,960.00	1,960.00	1,960.00	1,960.00	1,960.00			1,400.00
	五个领域总计			22,000.00	154,000.00	44,845.12	30,858.15	21,402.06	21,087.14	21,014.06	14,793.46	2,000.00	20,000.00
	其中:世行贷款			20,000.00	140,000.00	40,768.29	28,052.87	19,456.42	19,170.13	19,103.69	13,448.60		20,000.00
	其中:省级配套资金			2,000.00	14,000.00	4,076.83	2,805.29	1,945.64	1,917.01	1,910.37	1,344.86	2,000.00	
合计	30年利息			12,793.53	89,554.69								
	合计(汇率1:7)			34,793.53	243,554.69								

附表 2 世行贷款还本付息一览表

序号	项目	单位	前10年合计	前10年合计	2020	2021	2022	2023	2024	2025	2026	2027	2028	2029
1	当年贷款本金	万美元	20,000	20,000	5,826	3,905	2,769	2,765	2,754	1,982				
(1)	当年未使用	万美元			14,174	10,269	7,500	4,736	1,982					
(2)	当年偿还本金	万美元												
(3)	期末贷款本金	万美元			5,826	9,731	12,500	15,264	18,018	20,000	20,000	20,000	20,000	20,000
(4)	利率				3.50%	3.50%	3.50%	3.50%	3.50%	3.50%	3.50%	3.50%	3.50%	3.50%
(5)	承诺费率				0.25%	0.25%	0.25%	0.25%	0.25%	0.25%	0.25%	0.25%	0.25%	0.25%
(6)	当年利息	万美元	5,297	5,297	102	272	389	486	582	665	700	700	700	700
(7)	当年先征费	万美元	50	50	50									
(8)	当年承诺费	万美元	97	97	35	26	19	12	5					
2	当年累计本息	万美元	5,444	5,444	187	298	408	498	587	665	700	700	700	700
(1)	其中:本金	万美元												
(2)	其中:利息	万美元	5,297	5,297	102	272	389	486	582	665	700	700	700	700
(3)	其中:先征费	万美元	50	50	50									
(4)	其中:承诺费	万美元	97	97	35	26	19	12	5					
3	当年累计本息	万元人民币	38,105	38,105	1,312	2,085	2,855	3,484	4,112	4,657	4,900	4,900	4,900	4,900
(1)	其中:本金	万元人民币												
(2)	其中:利息	万元人民币	37,078	37,078	714	1,906	2,723	3,401	4,077	4,657	4,900	4,900	4,900	4,900
(3)	其中:先征费	万元人民币	350	350	350									
(4)	其中:承诺费	万元人民币	677	677	248	180	131	83	35					

续表

序号	项目	单位	前10年合计	前10年合计	2020	2021	2022	2023	2024	2025	2026	2027	2028	2029
1	当年贷款本金	万美元	20,000											
(1)	当年未使用	万美元												
(2)	当年偿还本金	万美元	10,000	10,000	1,000	1,000	1,000	1,000	1,000	1,000	1,000	1,000	1,000	1,000
(3)	期末贷款本金	万美元	10,000	10,000	19,000	18,000	17,000	16,000	15,000	14,000	13,000	12,000	11,000	10,000
(4)	利率				3.50%	3.50%	3.50%	3.50%	3.50%	3.50%	3.50%	3.50%	3.50%	3.50%
(5)	承诺费率				0.25%	0.25%	0.25%	0.25%	0.25%	0.25%	0.25%	0.25%	0.25%	0.25%
(6)	当年利息	万美元	10,722	5,425	700	665	630	595	560	525	490	455	420	385
(7)	当年先征费	万美元	50											
(8)	当年承诺费	万美元	97											
2	当年累计本息	万美元	20,869	15,425	1,700	1,665	1,630	1,595	1,560	1,525	1,490	1,455	1,420	1,385
(1)	其中:本金	万美元	10,000	10,000	1,000	1,000	1,000	1,000	1,000	1,000	1,000	1,000	1,000	1,000
(2)	其中:利息	万美元	10,722	5,425	700	665	630	595	560	525	490	455	420	385
(3)	其中:先征费	万美元	50											
(4)	其中:承诺费	万美元	97											
3	当年累计本息	万元人民币	146,080	107,975	11,900	11,655	11,410	11,165	10,920	10,675	10,430	10,185	9,940	9,695
(1)	其中:本金	万元人民币	70,000	70,000	7,000	7,000	7,000	7,000	7,000	7,000	7,000	7,000	7,000	7,000
(2)	其中:利息	万元人民币	75,053	37,975	4,900	4,655	4,410	4,165	3,920	3,675	3,430	3,185	2,940	2,695
(3)	其中:先征费	万元人民币	350											
(4)	其中:承诺费	万元人民币	677											

续表

序号	项目	单位	前10年合计	前10年合计	2020	2021	2022	2023	2024	2025	2026	2027	2028	2029
1	当年贷款本金	万美元	20,000											
(1)	当年未使用	万美元												
(2)	当年偿还本金	万美元	20,000	10,000	1,000	1,000	1,000	1,000	1,000	1,000	1,000	1,000	1,000	1,000
(3)	期末贷款本金	万美元			9,000	8,000	7,000	6,000	5,000	4,000	3,000	2,000	1,000	0
(4)	利率				3.50%	3.50%	3.50%	3.50%	3.50%	3.50%	3.50%	3.50%	3.50%	3.50%
(5)	承诺费率				0.25%	0.25%	0.25%	0.25%	0.25%	0.25%	0.25%	0.25%	0.25%	0.25%
(6)	当年利息	万美元	12,647	1,925	350	315	280	245	210	175	140	105	70	35
(7)	当年先征费	万美元	50											
(8)	当年承诺费	万美元	97											
2	当年累计本息	万美元	32,794	11,925	1,350	1,315	1,280	1,245	1,210	1,175	1,140	1,105	1,070	1,035
(1)	其中:本金	万美元	20,000	10,000	1,000	1,000	1,000	1,000	1,000	1,000	1,000	1,000	1,000	1,000
(2)	其中:利息	万美元	12,647	1,925	350	315	280	245	210	175	140	105	70	35
(3)	其中:先征费	万美元	50											
(4)	其中:承诺费	万美元	97											
3	当年累计本息	万元人民币	229,555	83,475	9,450	9,205	8,960	8,715	8,470	8,225	7,980	7,735	7,490	7,245
(1)	其中:本金	万元人民币	140,000	70,000	7,000	7,000	7,000	7,000	7,000	7,000	7,000	7,000	7,000	7,000
(2)	其中:利息	万元人民币	88,528	13,475	2,450	2,205	1,960	1,715	1,470	1,225	980	735	490	245
(3)	其中:先征费	万元人民币	350											
(4)	其中:承诺费	万元人民币	677											

后 记

当 2020 年新年的钟声敲响的时候，我们世行课题组团队的全体成员没有疲惫，有的只是欣慰——经过 38 次改稿、23 场座谈会论证，最终通过了世行专家组的评估审定。

在项目组长杨俊院长的引领下；在李文凯博士的关注下；在省卫健委体改处韦茂国处长、陈宇副处长、科教处程亮副处长的指导下；在世行驻华代表处卫生专家刘锐、韩玮的帮助下；在周虹、马东、刘静、徐琼花、张荣、孙涛老师的辛勤付出下提前完成报告任务。研究生黄美淳同学为本书文稿进行了出版前的整理、校对付出了辛苦。在此，一并衷心的感谢！

此刻，我们团队知道，前方的路还有世行、世卫联合"打造海南全健康全球示范区"的课题等待我们砥砺前行去研究，去求证，去探索学术真理的光芒！

海南医学院管理学院副院长

世行课题组常务副组长

马金辉　2020 年 10 月